食品药品流通
监管与安全监测技术

韦文苑　张　俏　陆奕娜◎主编

U0363104

辽宁科学技术出版社

图书在版编目（CIP）数据

食品药品流通监管与安全监测技术／韦文苑，张俏，陆奕娜主编． — 沈阳：辽宁科学技术出版社，2023.6（2024.6重印）

ISBN 978-7-5591-3072-3

Ⅰ．①食… Ⅱ．①韦… ②张… ③陆… Ⅲ．①食品－商品流通－监管制度－研究－中国②药品－商品流通－监管制度－研究－中国③食品安全－安全管理－研究－中国④药品管理－安全管理－研究－中国 Ⅳ．①R155.5②R954③TS201.6

中国国家版本馆CIP数据核字(2023)第112274号

出版发行：辽宁科学技术出版社
　　　　　（地址：沈阳市和平区十一纬路25号　邮编：110003）
印　刷　者：沈阳丰泽彩色包装印刷有限公司
经　销　者：各地新华书店
幅面尺寸：170mm×240mm
印　　张：12.25
字　　数：200千字
出版时间：2023年6月第1版
印刷时间：2024年6月第2次印刷
责任编辑：刘晓娟
封面设计：薪火文化传媒
责任校对：刘　庶　王春茹

书　　号：ISBN 978-7-5591-3072-3
定　　价：68.00元

前　　言

　　民以食为天,食以安为先,食品是人类赖以生存的基本物质条件。随着科技的不断进步,食品工业得到飞速发展,食品的种类也越来越丰富。伴随生活水平的提高,人们对食品的要求已不再满足于数量和质量,对食品的安全提出了更高层次的要求。然而,近年来,食品安全已经成为影响国民健康以及国际贸易的重要问题,食品安全受到了政府监管部门和消费者的高度重视。食品安全检测技术作为保障食品安全的重要支撑技术,也有了更高更新的要求。

　　药品关系到人的生命健康,关系国计民生。近年来,国家高度重视药品安全监管工作,推出了一系列重大改革举措,致力于完善统一、高效的食品药品安全监管机构,建立最严格的覆盖药品整个生命周期的监管制度,深化药品审评审批改革,提高药品质量与质量安全水平,推动医药产业持续健康发展,为保障公众健康打下坚实基础。在这一背景下,科学监管理念应运而生,即保证安全有效是药品科学监管的核心要义,严格遵循规范是药品科学监管的基本要求,开展仿制药一致性评价是药品科学监管的必然选择,改革药品审评审批制度是为了促进药品监管更加科学,增强服务意识是药品科学监管的重要体现。

　　食品从原料生产、加工、贮运、销售直到消费的整个过程都存在着不安全因素,包括工农业生产快速发展带来的各种污染,不科学的生产技术、不规范的生产方式、不良的饮食习惯以及精神文明素质不高、弄虚作假或对食品安全性了解不够等人为因素。目前,食品安全问题已成为世界性的问题,日益引起广大民众的关注,它不仅影响企业的声誉、工人农民的利益,也关系到整个食品产业链的、安全稳定运行,更直接影响着人类的身体健康。药品是重要而又特殊的商品,药品监管必须遵循药品研发、生产等整个生命周期中所呈现的客观规律,必须正确认识这些规律、不断改革创新,才能不断提升监管科学化水平。

食品药品的安全问题向来是全社会关注的突出问题,也是关系到国家发展、社会稳定和人民健康的主要问题。近年来,有关食品药品安全问题事件的发生,严重地影响了社会和谐稳定,也给党和政府的形象造成了负面影响。随着经济和社会的发展、人民生活水平的提高,人们更加重视食品药品的安全。让老百姓吃得放心、用得安全,已经成为我国各级政府面临的重要任务。

目　　录

第一章　基础营养学入门

第一节　食品营养与卫生入门

一、食品营养与卫生学研究的内容

食品营养与卫生学,是一门运用现代营养学和食品卫生学的基本理论,研究食品营养成分、质地标准和卫生指标,平衡膳食和食谱编制,防止食品污染和有害因素对人体的危害,预防食物中毒,以维护人体健康的综合性应用学科。这门课程包括两部分,即食品营养学与食品卫生学。

(一)食品营养学与食品卫生学的定义

1.食品营养学。食品营养学是专门研究人类的整个营养过程,即人类的营养需求和来源、营养代谢、营养评价及其食物搭配、互补和平衡的学科,是将食物和营养知识应用于人类健康的学科。

2.食品卫生学。食品卫生学是指研究食品中可能存在的、威胁人体健康的有害因素及其预防措施,提高食品卫生质量,保护食用者安全的学科。

食品营养和卫生是两个相互独立而又密切联系的范畴,二者在食品加工生产过程中,在提高食品质量和卫生水平、保证食品的安全性、保障人民身体健康、增强人民体质方面得到统一。

(二)食品营养与卫生学研究的具体内容

食品营养主要研究人体进行生命活动所需的各种营养素的生理功能、缺乏症、中毒症、食物来源、每日参考摄入量、加工对食物中各营养素的影响;各类食物的营养价值,营养与疾病的关系;各类人群的膳食安排、膳食结构和膳食指南,人群营养状况的调查,营养食谱的制订、计算与评价等。

食品卫生是公共卫生的组成部分,也是食品科学的内容之一。食品卫生研究的内容主要包括:食品污染及其预防,包括污染的种类来源、性质作用、含量水平、监测管理以及预防措施;各类食品的主要卫生问题:食品添加剂;食物中毒及其预防以及食品卫生监督管理等。

(三)一些相关术语的含义

1.食品。根据《中华人民共和国食品安全法》的规定,食品是指各种供人们食用或者饮用的成品和原料,以及按照传统既是食品又是药品的物品,但是不包括以治疗为目的的物品。按此定义,食品既包括食品原料,也包括由原料加工后的成品。通常人们将食物原料称为食料,而将加工后的食物称为食品。此外,食品还包括既是食品又是药品的物品,如红枣、山楂等。

2.营养。单从字面上理解,"营"就是谋求的意思,"养"就是养生的意思,合起来就是谋求养生。营养学上所定义的营养,实际上是指人们摄取食物,进行消化、吸收和利用的整个过程。

也可以说,营养是指人类为了满足机体生长发育、组织更新和良好健康状态等正常生理、生化和免疫功能的需要,从外界摄入、消化、吸收、代谢和利用食物中养分的生物学过程。

3.营养素。营养素是指维持机体正常生长发育、新陈代谢所必需的物质。目前已知有40~50种人体必需的营养素。根据人体需要量的不同,营养素可分为两大类:需要量较大的称为"常量营养素",主要包括蛋白质、碳水化合物、脂肪和水;需要量较小的称为"微量营养素"(俗称微量元素),如矿物质和维生素。

4.营养价值。食品的营养价值是指食品中所含营养素和能量能满足人体营养需要的程度。食品营养价值的高低,取决于食品中所含营养素的种类是否齐全、数量的多少及其相互比例是否适宜。

5.营养素的需要量。营养素的需要量是指维持人体正常健康与生长所需要的营养素的数量,也称为营养素生理需要量。

6.营养素供给量。营养素供给量是特定人群每日必须由膳食提供的各类营养素的摄取标准,它是在生理需要量基础上,考虑了饮食习惯、食物生产、社会条件及经济等因素而制定的适宜数值。

7.膳食营养素参考摄入量。膳食营养素参考摄入量是指在每日膳食中营养素供给量基础上发展起来的一组每日平均膳食营养素摄入量的参考值。

二、人体对食物的消化与吸收

(一)人体消化系统的组成

消化系统由消化腺和消化道组成。消化腺是分泌消化液的器官,主要有唾液腺(唾腺)、胃腺、胰腺和小肠腺等。消化腺分为消化道外的大消化腺(如唾液腺、肝脏和胰腺)和消化道壁内的小消化腺(如胃腺、肠腺)。

消化道的组成部分为口腔、咽、食道、胃、小肠、大肠、直肠和肛门,全长10~16m。

(二)食物的消化

食物在消化道内被分解成为可以吸收物质的过程,叫作消化。消化过程主要是由一系列消化酶完成的。酶是体内某些细胞所产生的具有生理活性的蛋白质,在正常体温状态下能催化生化反应。许多消化酶都以非活性形式存在,这种状态的酶叫酶原。在一些激活剂如氢离子、金属离子和另一些酶的作用下,这些酶原开始活化。消化道中主要有胃蛋白酶、胰蛋白酶、胰脂肪酶、肠脂肪酶、唾液淀粉酶、胰淀粉酶等。当食物通过消化道时,发生的化学反应与酶的活性有关。

1.口腔。口腔对食物的消化作用是接受食物并进行咀嚼,将食物研磨、撕碎并掺和唾液。唾液对食物起着润滑的作用,同时唾液中的淀粉酶开始降解淀粉,使其分解成为麦芽糖。但在唾液中不含消化蛋白质和脂肪的酶,所以脂肪和蛋白质等不能在口腔中被消化。

2.食道。食道亦称食管,是一个又长又直的肌肉管,食物借助于地心引力和食道肌肉的收缩从咽部输送到胃中。食道长约25cm,有三个狭窄处,食物通过食道约需7s。

3.胃。胃是膨胀能力最强的消化器官,一般分为四个部分:贲门、胃底、胃体和幽门。其中,向左鼓出的L形部分叫胃底,中间部分叫胃体,位于小肠入口之前的收缩部分叫幽门,食道入口叫贲门。胃每天分泌1.5~2.5L胃液,胃液中主要含有三种成分,即胃蛋白酶原、盐酸(胃酸)和黏液。其中,胃底区的细胞分泌盐酸,胃中的胃蛋白酶细胞分泌胃蛋白酶原,当胃蛋白酶原处于酸性环境时(pH1.6～3.2),胃蛋白酶被激活,可以水解一部分蛋白质。另外,胃还分泌凝乳酶,这种酶能凝结乳中蛋白,对于婴儿营养很重要。成人若长期不食用乳及其制品时,胃液分泌物中会缺少凝乳酶。

食物通过胃的速度主要取决于饮食的营养成分。碳水化合物通过胃的速度要比蛋白质和脂肪快些,而脂肪的速度最慢。水可以直接通过胃到达小肠,在胃中几乎不停留。各种食物通过胃的速度不同,使食物具有不同的饱腹感。正常成人食物通过胃需4～5h。

4.肠。小肠与胃的幽门末端相连,长3～5m,分为十二指肠、空肠和回肠三部分,是食物消化和吸收的主要场所。在正常人中,90%～95%的营养素吸收在小肠的上半部完成。

肠黏膜具有环状皱褶,并拥有大量绒毛,表面上的细胞又具有大量微绒毛,这样便构成了巨大的吸收面积(200～400m²),使食物停留时间较长。这些微绒毛形成了粗糙的界面,上面含有高浓度的消化酶。小肠的不断运动可以使食物和分泌物混合在一起,以便小肠绒毛吸收营养。

5.胰脏。胰脏是一个小叶状腺体,位于小肠的十二指肠处。胰脏分泌的消化液呈碱性,通过胰脏管直接进入小肠。胰液富含碳酸氢盐,能够中和胃中产生的高酸性食糜。胰脏分泌的酶的成分有蛋白水解酶、脂肪酶、淀粉水解酶、核酸水解酶,以及一些化学缓冲剂。胰淀粉水解酶能够将淀粉分解成为麦芽糖,在麦芽糖酶的作用下进一步分解成为葡萄糖;胰蛋白水解酶、胰凝乳蛋白酶和羧肽酶,可将蛋白质消化为胨、肽和氨基酸;胰脂肪酶能够将脂肪消化分解为脂肪酸和甘油。

6.肝与胆。肝脏包括肝、胆囊和胆管。肝的主要消化功能之一是分泌胆汁,然后储存在胆囊中。胆汁能溶解和吸收膳食脂肪,并帮助排泄一些废物,如胆固醇和血红蛋白降解产物。肝脏消化吸收的作用还表现在储藏和释放葡萄糖,储存维生素A、维生素D、维生素E、维生素K和维生素B_1等,以及对已被消化吸收的营养素进行化学转化。

除此之外,肝脏还有许多生理功能,包括有害化合物的解毒作用、产能营养素的代谢、血浆蛋白的形成、尿素的形成、多肽激素的钝化等。

7.结肠与直肠。大肠长约1.5m,分为盲肠、结肠、直肠三部分。食物从胃到小肠末端的移动需30~90min,而通过大肠则需1~7天。

大肠中含有以大肠埃希菌为主的大量细菌。这些细菌会影响粪便的颜色和气味。在消化过程中没有起反应的食物可以通过细菌进行改变和消化,这样某些复杂的多糖和少量简单的碳水化合物如木苏糖或棉籽糖被转化为氢、二氧化碳和短链脂肪酸,没能消化的蛋白质残渣被细菌转化为有气味化合物。此外,大肠内细菌还可以合成维生素K、生物素和叶酸等营养素。

(三)营养素的吸收

食物经过消化,将大分子物质变成低分子物质,其中多糖分解成单糖,蛋白质分解成氨基酸,脂肪分解成脂肪酸、甘油等,维生素与矿物质则在消化过程中从食物的细胞中释放出来,通过消化道管壁进入血液循环,这些过程称为吸收。吸收的方式取决于营养素的化学性质。食物进入胃之前没有被吸收,胃只能吸收少量的水分和酒精等,大肠主要吸收在小肠没被完全吸收的水分和无机盐,而营养物质的吸收主要在小肠中进行。

当营养成分被消化吸收后,立即被运输到需要或储藏它们的组织。淋巴和血液是营养物的主要运输介质。在肠道的膜内有淋巴毛细管网状组织,胆固醇、水、长链脂肪和某些蛋白质被淋巴系统最终传送到静脉系统。大部分低分子营养物质被吸收进入血液循环后,与血液中蛋白质分子结合,再运输到各组织细胞。

1.蛋白质的吸收。蛋白质在消化道内被分解为氨基酸后,被小肠黏膜吸收,吸收后经小肠绒毛内的毛细血管进入血液循环,为主动转运过程。天然蛋白质被蛋白酶水解后,其水解产物大约1/3为氨基酸,2/3为寡肽,这些产物在肠壁的吸收远比单纯混合氨基酸快,而且吸收后大部分以氨基酸形式进入门静脉。

2.脂肪的吸收。脂肪经消化道被分解为甘油和脂肪酸。甘油易溶于水,可被直接吸收进入血液中;脂肪酸在消化道需与胆盐结合成水溶性复合物才能被吸收。脂肪酸被吸收后,一小部分进入小肠绒毛的毛细血管,由门静脉入肝;一大部分进入毛细淋巴管,经大淋巴管进入血液循环。脂溶性维生素也随脂肪酸一起被吸收。

3.碳水化合物的吸收。碳水化合物经消化分解为单糖(主要为葡萄糖及少量的果糖和半乳糖)后,以主动转运方式吸收,然后通过门静脉入肝,一部分合成糖原,在肝中储存;另一部分由肝静脉进入人体循环,供全身组织利用。

4.水、水溶性维生素及无机盐的吸收。水、水溶性维生素及无机盐这一类物质,可以不经消化,在小肠被直接吸收。水在肠道靠渗透压的原理被吸收,水溶性维生素是由扩散的方式吸收。在无机盐中,钠盐靠钠泵吸收,氯离子、碳酸氢根等负离子靠电位差进行吸收。

(四)生物转化

肝脏是进行生物转化的主要器官。在人体内,营养与非营养物质在肝脏等组织中的化学转变过程称为生物转化。体内物质代谢产生的小分子活性物质或毒物,以及进入体内的各种异物如药物、毒物、食品添加剂等在体内通过生物转化可以改变其结构和性质,然后通过肝脏或肾脏等途径排出体外。

很多因素会影响到生物转化反应的进行。个体差异因素及种族因素、营养不良(蛋白质、磷脂、维生素 A、维生素 C、维生素 E 等不足)会影响生物转化的进行;新生儿的生物转化能力较差,老年人的转化能力也趋于衰退;体内雄性激素、胰岛腺素可促进机体内的生物转化作用,严重的肝脏病会影响转化的进行。

(五)排泄

摄入的食物经过各段消化道反复吸收之后,最后进入直肠的为食物中不能被消化吸收的残渣、盐类和少量剩余营养物质。当含有大量肠道微生物、胃肠道脱落细胞及食物残渣所组成的粪便进入直肠后,刺激肠壁,引起排便反应。

第二节　常量营养素

一、蛋白质与氨基酸

蛋白质是一类化学结构复杂的高分子有机化合物,种类繁多,在人体内约有10万种。[①]

英文蛋白质(Protein)一词来源于希腊文 Proteios,意思是"头等重要",表明蛋白质是生命的物质基础,是人体的必需营养素,生命的起源、生存、消亡都与蛋白质有关,没有蛋白质就没有生命。

(一)蛋白质的功能

1.人体组织不可缺少的构成成分。蛋白质占人体总重量的16%~18%,是构成人体组织和细胞的重要成分,是生命的存在形式。人体的所有组织和器官都是以蛋白质为基础的,如人体的神经、肌肉组织、心、肝、肾等器官均含有大量的蛋白质,骨骼、牙齿中含有大量的胶原蛋白,指甲、趾甲中含有角蛋白,细胞中从细胞膜到细胞内的各种结构中均含有大量的蛋白质。

2.构成体内各种重要的生理活性物质。蛋白质是构成生命重要的生理活性物质。人体内的酶、激素、抗体等活性物质都是由蛋白质组成的。人的身体就像一座复杂的化工厂,一切生理代谢、化学反应都是由酶参与完成的。身体的生理功能靠激素调节,如生长激素、性激素、肾上腺素等。抗体是活跃在血液中的一支"突击队",具有保卫机体免受细菌和病毒的侵害,提高机体抵抗力的作用。

3.调节渗透压。正常人的血浆和组织液之间的水分不断交换并保持平衡。血浆中蛋白质的含量对保持平衡状态起着重要的调节作用。如果膳食中长期缺乏蛋白质,血浆中蛋白质含量就会降低,血液中的水分便会过多地渗入到周围组织中,出现营养性水肿。此外,体液内的蛋白质能使体液的渗透压和酸碱度得以稳定。

[①]任磊,胡汉桥,章月琴,等.蛋白质结构展示在生物化学教学中的应用[J].教育教学论坛,2019(9):50-52.

4.供给能量。人体热量来源主要由糖类供给,蛋白质只予以补充,占总热量的10%～15%。供给热能不是蛋白质的主要功能,但在能量缺乏时,蛋白质也必须用于产生能量。1g蛋白质在体内氧化可产生16.7kJ(4kcal)的热量。

(二)蛋白质的组成与分类

1.组成元素。蛋白质主要由碳、氢、氧、氮四种化学元素组成,多数蛋白质还含有硫和磷,有些蛋白质还含有铁、铜、锰、锌等矿物质。蛋白质是人体氮的唯一来源,一般来说蛋白质的平均含氮量为16%,即人体内每6.25g蛋白质含1g氮。所以,只要测定出体内含氮量,就可以计算出蛋白质的含量,即每克氮相当于6.25g蛋白质,折算系数为6.25。

2.分类。

(1)蛋白质按化学组成分为单纯蛋白质和结合蛋白质。

(2)蛋白质按形状分为纤维状蛋白质和球状蛋白质。

(3)蛋白质按营养价值分为完全蛋白质、半完全蛋白质和不完全蛋白质。

1)完全蛋白质:这是一类优质蛋白质,其中所含的必需氨基酸种类齐全,数量充足,而且各种氨基酸的比例与人体需要基本相符,容易吸收利用,不但可维持生命,还能促进人体生长发育。如奶类中的酪蛋白、乳白蛋白,蛋类中的卵白蛋白和卵黄磷蛋白,肉类、鱼类中的白蛋白和肌蛋白,大豆中的大豆球蛋白,小麦中的麦谷蛋白和玉米中的谷蛋白等都是完全蛋白质。

2)半完全蛋白质:此类蛋白质中所含的各种必需氨基酸种类基本齐全,但含量不一,相互之间比例不太合适。如果以它作为唯一的蛋白质来源,虽然可以维持生命,但促进生长发育的功能较差。如小麦和大麦中的麦胶蛋白就属于这类。

3)不完全蛋白质:此类蛋白质所含的必需氨基酸种类不全,质量也差。如用它作为膳食蛋白质唯一来源,既不能促进生长发育,维持生命的作用也很薄弱。如玉米中的玉米胶蛋白、动物结缔组织和肉皮中的胶原蛋白以及豌豆中的豆球蛋白等。

(三)氨基酸

氨基酸是组成蛋白质的基本单位,蛋白质就是由许多氨基酸以肽键连接在一起的,并形成一定空间结构的大分子。由于氨基酸的种类、数量、排列次序及空间结构的千差万别,排列出无数种功能各异的蛋白质,现已发现的氨基酸有40多种,构成人体蛋白质的氨基酸有20多种。

氨基酸对人体有重要作用,主要体现在以下几方面:①作为合成或修补组织蛋白质的基本材料,用来补充人体新陈代谢中被分解掉的同类蛋白质;②合成或转变为其他氨基酸,如蛋氨酸可合成半胱氨酸,苯丙氨酸可转变为酪氨酸等;③进入氨基酸的分解代谢过程,其含氮部分通常转变成尿素;④用来合成蛋白质以外的含氮化合物,如嘌呤、肌酸等;⑤作为生热营养素,在代谢过程中释放能量,供机体取用。

(四)食物蛋白质的营养学评价

各种食物蛋白质组成不同,其营养价值也不一样。评价食物蛋白质的营养价值,对于食品品质的鉴定、饮食产品的研发、指导人群膳食等许多方面都十分必要。因为不同食物的蛋白质含量、氨基酸模式不尽相同,人体对不同蛋白质的消化吸收和利用程度也存在差异,所以需要采用不同的方法来评定蛋白质的营养价值。营养学上通常根据蛋白质含量、被消化吸收程度和被人体利用程度三方面综合评价食物蛋白质的营养价值。

(五)蛋白质的互补作用

1.蛋白质的互补作用。把几种蛋白质营养价值较低的食物混合食用,可以互相取长补短,提高蛋白质的营养价值,这种作用称为蛋白质的互补作用。如将玉米(原生物价为60)、小米(原生物价为57)、黄豆(原生物价为64)种按"玉米40%+小米40%+黄豆20%"混合食用,其生物价为73。我们日常生活中很多饮食习惯都是食物互补的应用,如豆粥、豆包、菜包、饺子等。

2.蛋白质的互补原则。其主要内容包括:①种类愈多愈好;②种属愈远愈好,提倡杂食。如动物性食物和植物性食物之间的混合比单纯动物性食物混合或者单纯植物性食物混合效果好;③各种食物要同时食用(两种食物互补作用时间不宜超过5h,5h以上逐渐降低作用,8h以上无效)。

(六)蛋白质的供给量和食物来源

1.蛋白质的供给量。我国规定1岁以内婴儿每千克体重每日需要蛋白质的供给量为1.5～3g;14岁的男孩每日需要量较多,为85g;成人每日摄入量为

80g，就可以基本满足人体的需求；特殊人群中的孕妇和乳母每天需要比较多的蛋白质，为100g。蛋白质在膳食总能量中所占比例在10%~15%为宜。

2.蛋白质的食物来源。供给人体蛋白质的主要有动物性食物，如各种肉类、乳类和蛋类等；植物性食物，如大豆、谷类和花生等。其中动物性食物蛋白质和大豆蛋白质是人类膳食蛋白质的良好来源。我国是大豆生产大国，多吃大豆制品不仅可获取丰富的优质蛋白质，同时也可得到许多其他保健功效。

二、脂类

脂类是脂肪和类脂的总称，是一类难溶于水而易溶于有机溶剂的生物有机分子。脂肪是甘油和各种脂肪酸所形成的甘油三酯；类脂是一类在某些理化性质上与脂肪类做的物质，包括各种磷脂及类固醇，它们也广泛存在于许多动植物食品中。

（一）脂肪的功能

1.供给能量。体内脂肪是热能储存库。当摄入食物的能量过高时，体内可将一部分热能转化为脂肪储存于体腔和皮下，以备摄入能量不足时使用。另外，脂肪又是高能量物质，1g脂肪在体内氧化可产生37.7kJ（9kcal）的能量，是营养素中产热量最高的一种。

2.构成一些重要的生理物质。脂肪中的磷脂、胆固醇与蛋白质结合成脂蛋白，构成了细胞的各种膜，如细胞膜、核膜、线粒体膜、内质网等，也是构成脑组织和神经组织的主要成分。同时，脂质中的胆固醇还是组成维生素D、胆汁酸、性激素、肾上腺激素的重要原料，这些物质在调节、维持机体代谢过程中起着重要作用。

3.促进脂溶性维生素的吸收。脂溶性维生素只有与脂肪共存时才能被人体吸收，所以食物中的脂肪可促进脂溶性维生素的吸收。脂肪摄取不足时，可造成脂溶性维生素的缺乏。

4.供给必需脂肪酸。脂肪为人体提供必需脂肪酸和其他具有特殊营养功能的多不饱和脂肪酸，以满足人体正常生理需要。

5.维持体温、保护脏器。脂肪导热性低，是热的不良导体，可以起到隔热、保温的作用，冬天可起到隔热保温、阻止体表散热的作用，夏天则会妨碍体内热量的散发。另外,脂肪还是脏器的支撑和保护者,缺少脂肪,肾脏、肝脏会下垂,同时脂肪在体内也可减少脏器之间的摩擦和震动。

6.增加饱腹感,促进食欲。脂肪可增加食物美味,促进食欲。脂肪富含热量,是一种浓缩的食物,在胃内停留时间长,不易饥饿,饱腹作用强。

(二)人体需要的脂肪酸

脂肪与蛋白质一样,进入人体内也不能被直接吸收利用,需先分解为甘油和脂肪酸。脂肪分子是由一分子甘油和三分子的脂肪酸所组成的,所以也称为甘油三酯。

1.脂肪酸的分类。脂肪酸有若干种,根据链长短可分为长链脂肪酸(14碳以上)、中链脂肪酸(10~12碳)和短链脂肪酸(4~8碳);也可根据其饱和度分为饱和脂肪酸和不饱和脂肪酸。

(1)饱和脂肪酸:脂肪酸的碳链以一键相连的为饱和脂肪酸,即脂肪酸分子中没有双键。动植物油脂中所含的饱和脂肪酸主要有硬脂酸、软脂酸、花生酸和月桂酸等。

脂肪随其脂肪酸的饱和程度越高、碳链越长,其熔点也越高。动物脂肪中含饱和脂肪酸多,熔点高,常温下呈固态,称为脂。植物脂肪中不饱和脂肪酸较多,熔点低,常温下呈液体,称为油。

(2)不饱和脂肪酸:碳链之间有不饱和链存在的脂肪酸为不饱和脂肪酸,主要有油酸、亚油酸、亚麻酸、花生四烯酸、二十碳五烯酸(EPA)和二十二碳六烯酸(DHA)。

2.必需脂肪酸。人体必不可少而自身又不能合成的,必须通过食物供给的脂肪酸叫作必需脂肪酸(Essential Fatty Acids,EFA)。必需脂肪酸分为贬油酸、亚麻酸两大类,此外,还有一些如花生四烯酸、二十二碳六烯酸等也是人体不可缺少的,但可通过亚油酸和亚麻酸合成。

(三)其他脂类

1.二十二碳六烯酸。二十二碳六烯酸(DHA)是人体不可缺少的一种不饱和脂肪酸,它对人体很重要,但它可由人体自身合成,所以不是必需脂肪酸。DHA是1978年由英国一位教授发现的,市场上以DHA做原料的保健品、营养品很多,比如,脑黄金、忘不了、鱼油等。

DHA 是通过亚麻酸合成得到的,在动物体内合成容易,在人体内合成极少。DHA 对于成人来说需要量很少,但婴儿、孕妇大量需要。婴儿和儿童需要量大是因为人的神经系统发育是在胚胎期及出生后 1~6 年内基本完成的。只要孕妇、产妇饮食正常,多吃海鱼等,便可满足婴儿需要,婴儿就不需额外补充 DHA。所以强调母乳喂养是非常必要的,母乳中 DHA 的含量是牛乳的10 倍。

海鱼中的 DHA 含量多,淡水鱼中也含少量的 DHA(胖头鱼中含量也较多)。鱼油主要存在于鱼脑、鱼眼的脂肪中,高达约 40%,所以吃鱼时要吃鱼头,另还要选用正确的食用方法,煎炸时 DHA 损失 50%,蒸煮则损失 20%。

2.磷脂。磷脂是构成生物膜的重要组成成分,对维持生物膜的生理活性和机体的正常代谢起着关键作用。例如,磷脂作为脂肪的乳化剂,有利于脂肪的吸收、转运和代谢,预防脂肪肝;有利于促进神经传导,提高大脑活力;有利于婴幼儿大脑和智力发育,预防老年痴呆症;有利于降低血清胆固醇,改善血液循环,预防心血管疾病。其中最重要的磷脂是卵磷脂。

磷脂的缺乏会造成细胞膜结构受损,毛细血管的脆性和通透性增加,引起水代谢紊乱,产生皮疹。植物种子、动物卵、神经,特别是蛋黄中含量最多。我国很多老年人不吃蛋黄,害怕胆固醇多,而未考虑蛋黄中含有丰富的卵磷脂。

卵磷脂可提高脑效率,原因是卵磷脂被消化之后可释放出胆碱。胆碱进入血液,很快就会到达脑部,与脑中的醋酸结合生成乙酰胆碱。乙酰胆碱是大脑活动时必不可少的神经递质,胆碱的大量缺乏会干扰大脑的工作。所以胆碱类食物可提高脑效率,对增进人的记忆有益。

3.胆固醇。提起胆固醇,不少人"谈虎色变"。因为,高胆固醇是引起人体心脑血管疾病,如高血压、冠心病、动脉硬化等病的罪魁祸首之一,是人类健康长寿的大敌。

(1)高胆固醇的危害:胆固醇过多对人体的危害是严重的,如果血液中胆固醇过多,就形成高脂血症。血脂过高能使脂质代谢紊乱,多余的胆固醇沉积在血管壁上,日积月累,血管壁即可发生内膜增生、变性,管壁硬化,出现斑块,失去弹性及收缩力,甚至引起管腔狭窄、闭塞,心肌缺血,供氧不足,心绞痛,心肌梗死等严重病症;若发生在大脑的血管,则可引起脑血栓疾病。

动脉硬化在我国发病率日益增加,且年龄越来越小,很多中年人出现此病,这与人们生活水平的提高及不良的饮食习惯密切相关。

(2)胆固醇的功能:由于胆固醇的危害很大,人们的惧怕还是有一定道理的。但事情也要一分为二去看待,不要对其望而生畏,它对人类有益的一面往往被人们所忽视了,胆固醇也是人体内的必需物质。人体内胆固醇的含量大约占体重的0.2%,脑中最多,肝脏可以合成:①胆固醇是脑神经、肝脏、肾脏、皮肤和血液细胞膜的重要组成成分;②胆固醇是合成性激素与肾上腺皮质激素的原料,能增加人体的免疫力;③胆固醇是合成维生素D的原料;④胆固醇是合成胆汁酸的原料,胆汁酸在脂肪的消化吸收方面起重要作用。

(3)胆固醇的来源:人体内的胆固醇大部分是自身合成的,一部分是通过饮食摄入的。一个健康的成年人体内都含有一定量的胆固醇,人体一昼夜能自身合成一部分,从混合食物中再摄入一部分,每天通过肠道排出体外一些,其余的则用于全身的新陈代谢。

在正常情况下,人体自身合成的胆固醇能自行调节。摄入的胆固醇多了,体内合成的数量就能自动减少;摄入得少了,就会多合成,血液中胆固醇处于恒定状态。

(四)膳食脂肪营养价值评价

1.脂肪的消化率。膳食脂肪的消化率反映脂肪被消化酶分解利用的程度。一般不是100%消化,消化率大小与其熔点密切相关,含不饱和脂肪酸和短键脂肪酸越多的脂肪,熔点越低,越容易消化。脂肪的消化率如表1-1所示。

表1-1　脂肪的消化率

名称	消化系数	名称	消化系数
玉米油	96.9	向日葵油	96.5
棉籽油	97.2	菜籽油	91.2
花生油	98.3	奶油	97.0
芝麻油	98.0	鸡油	96.7
椰子油	97.9	鱼油	95.2
大豆油	97.5	猪油	97.0

2.必需脂肪酸的含量。脂肪中必需脂肪酸的含量是决定脂肪营养价值的重要因素。一般来说,含必需脂肪酸和不饱和脂肪酸较高的油脂,其营养价值也相对较高。所以,植物油的营养价值大于鱼油的营养价值,大于家畜油的营养价值。常见油脂必需脂肪酸含量如表1-2所示。

表1-2 常见油脂必需脂肪酸含量

油脂名称	必需脂肪酸(%)	油脂名称	必需脂肪酸(%)
棉籽油	75	羊脂	2.0
花生油	80	牛脂	3.9
豆油	87	奶油	3.6
向日葵油	64	鸡油	24.7
猪油	6.3	鱼油	16.4

3.脂溶性维生素的含量。一般脂溶性维生素含量高,营养价值也高。植物油有丰富的维生素E,特别是谷类种子的胚油(如麦胚油)维生素E含量更为突出。动物脂肪中几乎不含维生素,动物肝脏中含维生素A、维生素D,特别是某些海产鱼肝脏脂肪中含量更高,奶和蛋的脂肪中维生素A、维生素D也很丰富。

(五)脂类的食物来源与供给量

1.食物来源。膳食中脂肪的来源主要有动物性脂肪和植物油。动物性脂肪包括各种家畜家禽的肉类、水产类、奶油等;日常膳食中的植物油主要有豆油、花生油、菜籽油、芝麻油、棉籽油等。

2.供给量。一般要求脂肪供能占每日供能总量的20%～25%为宜,每日25～30g,胆固醇为250～300mg。对于从事低温作业、野外工作、极重体力劳动者,可以适当增加脂肪的摄入量。

随着生活水平的不断提高,我国人民膳食中脂肪的摄入量有升高的趋势。实验及流行病学调查发现,肥胖、高血压、冠心病、胆结石、乳腺癌与摄入脂肪过高有关,因此应该适当控制膳食中的脂肪含量,一般以每日不超过膳食总供给热能的30%为宜。

三、碳水化合物

碳水化合物也称糖类,是由C、H、O这三种元素所组成的,是自然界中存在的一类具有广谱化学结构和功能的有机化合物,它主要是由绿色植物经光合作用形成。由于一些糖分子中 H 和 O 的原子数之比往往是 2:1,刚好与水分子中 H 和 O 比例相同,过去误认为此类物质是碳与水的化合物,故有称"碳水化合物"之称,但实际有些糖如鼠李糖、脱氧核糖等分子中 H 和 O 的比例并非 2:1,而一些非糖物质如甲醛、乳酸、乙酸等分子中 H 和 O 是 2:1,所以把糖类称作碳水化合物并不恰当,只是沿用已久,成为了人们的习惯。

(一)碳水化合物的种类

营养学上一般将碳水化合物(糖类)分为四类:单糖、双糖、寡糖和多糖。

1.单糖。不再水解的糖称为单糖。食物中的单糖主要为葡萄糖、果糖和半乳糖。

2.双糖。双糖是由两分子单糖缩合而成的。天然存在于食品中的双糖,常见的有蔗糖、乳糖和麦芽糖等。

3.寡糖。寡糖(低聚糖)是指由 3~10 个单糖构成的一类小分子多糖。比较重要的寡糖是存在于豆类食品中的棉籽糖和水苏糖,这两种糖都不能被肠道消化酶分解而消化吸收,但在大肠中可被肠道细菌代谢,产生气体和其他产物,造成胀气。

4.多糖。由十个以上单糖组成的大分子糖为多糖。营养学上重要的多糖有糖原、淀粉和纤维。

(二)碳水化合物的生理功能

1.供给能量。碳水化合物是人类从膳食中获得热能的最经济和最主要的来源,它在体内可迅速氧化及时提供能量,1g 碳水化合物在体内氧化分解可产生 16.7kJ(4kcal)热能。脑组织、心肌和骨骼肌的活动需要靠碳水化合物提供能量。

2.构成人体组织。碳水化合物是构成人体组织并参与许多生命过程的重要物质。糖脂是细胞膜和神经组织的结构成分之一;糖蛋白是细胞的组成成分之一,还是人体中许多抗体、酶、激素的重要组成成分;核糖与脱氧核糖参与核酸的构成。

3.节约蛋白质作用。碳水化合物的摄入充足时,人体首先使用碳水化合物作为能量来源,从而避免将宝贵的蛋白质用来提供能量。

4.抗生酮作用。脂肪代谢过程中必须有碳水化合物存在才能完全氧化而不产生酮体。酮体是酸性物质,血液中酮体浓度过高会发生酸中毒。

5.糖原有保肝解毒作用。肝内糖原储备充足时,肝细胞对某些有毒的化学物质和各种致病微生物产生的毒素如四氯化碳、酒精、砷等有较强的解毒能力。

(三)食物来源和供给量

碳水化合物的主要食物来源有糖谷类、杂豆类、根茎类、坚果类,多以淀粉形式存在,干果、水果中含少量单糖和双糖。

碳水化合物的供给量应占总能量的55%~65%,精制糖不得超过10%。

四、水

水是生命必不可少的,没有任何一种物质能像水一样广泛参与到人体的代谢过程中。水缺乏表现迅速,即使只有1%的水不足也会出现症状。持续脱水会使心血管、呼吸和体温调节等系统受损,完全失水则可在数日内导致死亡。在维持内环境稳定以保持细胞的最佳功能方面,水起着关键作用。然而,水不只是一种营养素,它还是体温调节系统的主要组成部分。人体中负责营养素消化和转化以及肌肉收缩的代谢器官是高耗能的,释放出的大量热必须散发以保持机体恒温。例如,食物消化产生的热相当于混合能量的10%~15%。而肌肉收缩则使身体的热负荷更大。肌肉收缩时化学能转化为机械能的效率只有25%~30%,而其余的70%~71%则以热的形式释出。水在产热处吸收这些热,并将热散发到机体的体液代谢区室,使热对酶或结构蛋白的局部损害危险降至最低程度。化学反应所产生的热一经转至体液,就会传至皮肤表面,通过对流、辐射、传导或蒸发而散失。

(一)水的功能

水的功能主要有:①维持生命的第二要素;②机体的重要成分;③促进物质代谢过程;④调节体温;⑤机体的润滑剂;⑥食品的复合成分。

(二)需要量与来源

1.人体水分的来源有三个方面。

(1)食物中含有的水:各种食物的含水量亦不相同,成人一般每日从食物中提取约为1000mL的水。

（2）饮水：引水量因气温、劳动、生活习惯不同而异，成人每日饮水、汤、乳或其他饮料约为1200mL。

（3）代谢水：代谢水即自来水内碳水化合物、脂肪、蛋白质代谢时氧化产生的水，来自代谢过程的水为200～400mL。

2.需要量。成人每天大约需要2500mL的水。

第三节　微量营养素

一、维生素

维生素是维持人体正常生命活动，包括生长、发育等生理功能所必需的一类低分子有机化合物的总称。维生素的种类很多，化学结构各不相同，在生理上既不是构成各种组织的主要原料，也不是体内的能量来源，但在人体生长、代谢、发育过程中却发挥着重要的作用。

（一）维生素的特点及种类

1.维生素的共同特点。目前已知有20多种维生素，通常维生素具有以下共同的特点：①维生素都以其本体形式或可被机体利用的前体形式存在于天然食物中，但是没有一种天然食物含有人体所需的全部维生素；②维生素在体内既不供给能量，也不参与机体组织的构成，主要以辅酶的形式来发挥调节机体各方面的生理功能；③维生素存在于天然食物中，但含量极微，常以mg（毫克）或μg（微克）计量，而人体的需要量也甚少，但绝对不可缺乏；④多数维生素在人体内不能合成或合成量甚少，不能充分满足机体需要，所以必须经常由膳食供给。

2.维生素的种类。根据维生素的溶解性分为脂溶性维生素和水溶性维生素两大类。

（1）脂溶性维生素：脂溶性维生素包括维生素A、维生素D、维生素E、维生素K，溶于脂肪及脂溶剂中，但不溶于水。在食物中与脂类共同存在，在肠道吸收时与脂类吸收密切相关。当脂类吸收不良时,如胆道梗阻或长期腹泻,它们的吸收大为减少,甚至会引起缺乏症。但过量摄入,可致中毒。

(2)水溶性维生素:水溶性维生素包括B族维生素及维生素C。水溶性维生素在体内仅有少量贮存,且易排出体外,因此必须每天通过膳食供给。

(二)脂溶性维生素

1.维生素A和胡萝卜素。天然存在的维生素A有两种类型:维生素A_1(视黄醇)与维生素A_2(3-脱氢视黄醇)。前者主要存在于海产鱼中,后者主要存在于淡水鱼中。胡萝卜素又称维生素A原,主要存在于蔬菜瓜果中,是一类能在人体内转化为维生素A的物质。

(1)生理功能:①维持正常的视觉功能,防治夜盲症;②参与上皮组织正常形成、发育并维持其结构完整性,增强机体的抵抗力;③促进骨骼、牙齿和机体生长发育及细胞的增殖。缺乏维生素A,可出现生长停滞,骨骼和牙齿发育受到影响,还影响生殖能力;④维生素A有一定的抗上皮肿瘤的发生、发展作用。最新研究发现,维生素A有延缓和阻止癌前病变,防止化学性致癌物的致癌作用,特别是防止上皮肿瘤的作用。

(2)缺乏与过量症状:维生素A缺乏可引起眼睛症状如夜盲、眼干燥症、角膜软化症等,还可以引起皮肤症状和影响发育,使儿童生长迟缓。

由于维生素A是脂溶性维生素,可在体内蓄积,摄入大剂量维生素A可以引起急性、慢性及致畸毒性,临床表现为恶心呕吐、头痛、脱发、视觉模糊、皮肤干燥和骨关节疼痛、肌肉无力、食欲减退、肝脾肿大等症状。

中国营养学会2000年提出维生素A的可耐受最高摄入量(UL)成年人为3000μg RE/d,孕妇为2400μg RE/d,婴幼儿为2000μg RE/d。

(3)供给量和食物来源:人体对维生素A的需要量取决于人的体重与生理状况。儿童正处在生长发育时期,乳母具有特殊的生理状况,其需要量均相对较高。在中国,每人膳食中维生素A的建议供给量,成年男子为800μg RE(RE为视黄醇当量)/d,成年女子为700μg RE/d,孕妇为800~900μg RE/d,乳母为1200μg RE/d,儿童为500~700μg RE/d。

维生素A的食物来源如下:①动物性食物来源,以动物肝、未脱脂乳和乳制品以及蛋类的含量较高;②植物性食物来源,以胡萝卜素形式存在,以绿色、黄色蔬菜的含量为最多,富含胡萝卜素的食物,如胡萝卜、菠菜、豌豆苗、韭菜、红心甘薯、青椒和南瓜等。

2.维生素D。维生素D主要包括维生素D_2和维生素D_3,前者是麦角胆固醇经紫外线照射后转变而成的,后者是7-脱氢胆固醇经紫外线照射后的产物。人和动物皮肤和脂肪组织中都含有7-脱氢胆固醇,经紫外线照射后即可形成维生素D_3,然后被运送至肝脏、肾脏,转化为具有生理活性的形式,再发挥其生理作用。

(1)生理功能:①促进钙、磷的吸收。维生素D促进肠道对钙、磷的吸收,促进肾脏对钙、磷的再吸收;②维持血液中钙、磷浓度的稳定。维生素D与甲状腺共同作用维持血钙的稳定,在骨骼的矿质化过程中起十分重要的作用;③治疗作用。维生素D对骨质软化、肾性骨病、佝偻病等有治疗作用,又称抗佝偻维生素。此外,维生素D还对防止氨基酸通过肾脏时的丢失有着重要作用。

(2)缺乏与过量症状。

1)维生素D缺乏症状:婴幼儿缺乏维生素D将引起佝偻病,临床上主要表现为骨骼的软骨连接处及骨骼部位增大。在临床上可观察到肋骨串珠和鸡胸、方头、前额凸出,长骨的骨骺增大,O形腿,膝外翻,婴幼儿颅骨可因经常枕睡而变形、枕秃,囟门闭合迟缓,出牙晚,胸腔部之间由于膈肌的拉力使下部肋骨内陷,形成哈里逊氏沟。

成人缺乏维生素D,可使已成熟的骨骼脱钙而发生骨软化症或骨质疏松症,临床表现为骨质软化、骨密度降低,骨易变歪、易折断,腿部疼挛;孕妇及乳母缺乏维生素D易发生骨软化症;老年人缺乏维生素D和钙,易引起骨质疏松症,发生自发性骨折且难以完全愈合。

2)维生素D过量症状:一般从膳食中摄取的维生素D极少会中毒,但长期过量摄入维生素D可引起中毒,轻度中毒表现为食欲减退,过度口渴、恶心、呕吐、烦躁、便秘或便秘与腹泻交替出现;婴儿和儿童生长缓慢,体重下降,严重者可有智力发育不良及骨硬化症状。

据报道,在19世纪30年代初期,用维生素D_3强化牛奶的措施消除了存在于美国等国家的一个明显的健康问题——佝偻病。然而,在第二次世界大战期间英国儿童牛奶中维生素D的强化量增加了5~10倍,结果在20世纪40年代、50年代又出现了血钙过多症的流行,现在美国对婴儿维生素的强化量又回到了原来的水平。

(3)供给量和食物来源。

1)供给量:成人为5μg/d,孕妇、乳母、儿童、老人为10μg/d,UL为20μg/d。

2)食物来源:天然食物中的维生素D含量不多。脂肪含量高的海鱼、动物肝脏、蛋黄、奶油和干酪中相对较多,瘦肉、奶中含量相对较少,因此许多国家常在鲜乳和婴幼儿配方食品中强化维生素D。鱼肝油中的天然浓缩维生素D含量极高,供婴幼儿作补充维生素D使用,对防治佝偻病有重要作用;同时适当进行日光浴,对婴幼儿和特殊的地下作业人员(如矿工)也是非常必要的。

为什么称维生素D_3为太阳维生素和抗佝偻维生素? 维生素D_3一般是由储存于人体皮下的胆固醇衍生物(7-脱氢胆固醇)经日光或紫外线照射后转变生成的,经常晒太阳是人体获得维生素D_3的最好途径,所以维生素D_3又称太阳维生素。如工作和居住在日照不足、空气污染(紫外线照射弱)的环境中,并且膳食供给不足,易造成维生素D_3缺乏,进而影响体内钙、磷吸收利用和骨骼生长发育,导致儿童佝偻病和老年性骨质疏松症。

3.维生素E。维生素E又名生育酚或抗不育维生素。

(1)生理功能。

1)抗氧化作用:维生素E具有很强的抗氧化性,可保护细胞免受自由基的损害,维持细胞的完整和正常功能;作为抗氧化剂,维生素E的存在也能防止维生素A、维生素C的氧化,保证它们在体内的营养功能。如果缺乏维生素E,不饱和脂肪酸被氧化破坏,红细胞就受到损害,易引起贫血,使人寿命缩短。

2)促进蛋白质的更新合成:维生素E可促进核RNA更新蛋白质合成,促进某些酶蛋白的合成,降低分解代谢酶的活性,再加上清除自由基的能力,使其总的效果表现为促进人体正常新陈代谢,增强机体耐力,是维持骨骼肌、平滑肌、心肌和视网膜的结构和功能所必需的物质。

3)预防衰老:随着年龄增长体内脂褐质(老年斑)不断增加,这是由于细胞内某些成分被氧化分解后的沉积物。补充维生素E可减少脂褐质的形成;改善皮肤弹性,使性腺萎缩减轻,提高免疫力。因此,维生素E有一定的抗衰老作用。

4)胚胎的发育:维生素E与性器官的成熟和胚胎的发育有关,临床上用于治疗习惯性流产和不育症。

5)调节血小板的黏附力:维生素E也可减少人的胶原蛋白所诱导的血小板聚集,具有预防血栓发生的效能,维生素E缺乏时心肌梗死及中风的危险性增加。

关于维生素E的作用,近年来还有一些报道:维生素E对内分泌有调节作用,缺乏维生素E会使脑垂体、甲状腺功能低下;维生素E能增强肾上腺皮质功能,可以用来治疗风湿性疾病;维生素E有抗癌作用,能预防胃、皮肤、乳腺癌的发生和发展。

(2)缺乏与过量症状:正常情况下人体很少缺乏维生素E,但是如果长期缺乏者可导致血浆中浓度过低,红细胞膜受损,引起溶血性贫血。

如果长期大量摄入维生素E也可以引起中毒症状,如抑制生长、干扰甲状腺功能及血液凝固。补充维生素E,应该在最高耐受剂量之下。

(3)供给量和食物来源:维生素E需要随膳食其他成分如多不饱和脂肪酸量的增加而增加。另外,在口服避孕药、阿司匹林、饮用含酒精饮料以及膳食中有脂肪酸败、存在氧化物或过氧化物时,也都会增加维生素E的需要量。我国规定,青少年、成人每日每人维生素E的供给量应为14mg,儿童为3~10mg,孕妇与老人为16mg,UL为800mg。

维生素E主要存在于各种油料种子及植物油中,谷类、坚果类和绿叶菜中也有一定含量,肉、奶、蛋及鱼肝油中也含有少量的维生素E。维生素E的吸收与脂肪一样,影响脂肪吸收因素也影响维生素E的吸收。

4.维生素K。维生素K又称凝血维生素,是一类甲萘醌衍生物的总称。天然存在的维生素K分为两大类:一类是从天然产物中分离提取获得的,即从绿色植物中提取的维生素K_1和来自微生物的代谢产物维生素K_2;另一类是人工合成的维生素,包括亚硫酸萘醌和甲萘醌,生物活性高,其活性约比维生素K_2高33倍,统称为维生素K_3。

(1)生理功能:维生素K与血液的凝固有关,主要是促进肝脏中的凝血酶原前体转化为凝血酶原,促进血液凝固,还可以帮助人体维持骨骼强壮。

(2)缺乏与过量症状:维生素K缺乏时,可使血液凝固发生障碍,导致凝血时间延长,出血不止,即便是轻微的创伤或挫伤也可能引起血管破裂。

过量使用维生素K制剂,表现为溶血、黄疸以及肝损伤。

（3）供给量和食物来源:我国提出的维生素K参考摄入量标准为成人120mg/d。维生素K在食物中分布很广,菠菜、白菜和绿叶蔬菜中含量丰富,人体肠道菌群也能合成维生素K,故人体一般不会缺乏维生素K。脂溶性维生素的功能、缺乏症状和食物来源如表1-3所示。

表1-3　脂溶性维生素的功能、缺乏症状和食物来源

维生素	生理功能	缺乏症状	良好食物来源
A	增强视觉功能;维持上皮生长与分化;促进骨骼发育;抑制肿瘤生长;提高免疫力	儿童:暗适应能力下降,眼干燥症、角膜软化;成人:夜盲症,干皮病	动物肝脏、红心甜薯、菠菜、胡萝卜、胡桃、蒲公英、南瓜、绿色菜类
D	调节骨代谢,主要调节钙代谢	儿童:佝偻病;成人:骨软化症	皮肤经紫外线照射后合成,强化奶
E	抗氧化	婴儿:贫血儿童;成人:神经病变,肌病	在食物中分布广泛,菜籽油是主要来源
K	激活凝血因子	儿童:新生儿出血性疾病;成人:凝血障碍	肠道细菌合成,绿叶蔬菜、大豆、动物肝脏

（三）水溶性维生素

1.维生素C。维生素C又名抗坏血酸,是不稳定的一种维生素,温度、pH值、氧、酶、金属离子、紫外线等因子都影响其稳定性,也是人们最早认识的维生素之一。

（1）生理功能:①参与机体重要的氧化还原过程,维生素C作为重要的还原剂,它能激发大脑对氧的利用,增加大脑中氧的含量,提高机体对缺氧和低温的耐受能力,减轻疲劳,提高工作效率;②参与细胞间质的形成,维持牙齿、骨骼、血管、关节肌肉的正常发育和功能,促进伤口愈合。细胞间质胶原的形成,必须有维生素C参加;缺乏维生素C时,胶原合成产生障碍,影响结缔组织的坚韧性;③能增加机体抗体的形成,提高白细胞的吞噬作用,具有抗感染和防病作用(非典时期很多专家建议保证维生素C的摄入);④对铅、苯、砷等化学毒物和细菌毒素具有解毒作用,还可以阻断致癌物质亚硝胺的形成。因此,维生素C又称为万能解毒剂;⑤可促进铁的吸收利用,使三价铁还原为二价

铁,参与血红蛋白的合成,临床上常用来辅助治疗缺铁性贫血;⑥还可将体内胆固醇转变为能溶于水的硫酸盐而增加排泄。维生素C也参与肝中胆固醇的羟化作用,以形成胆酸,从而降低血胆固醇含量。此外,肾上腺皮质激素的合成与释放也需维生素C的参与。

(2)缺乏症状:人体内由于缺乏必需的古洛糖酸内酯氧化酶,不可能使葡萄糖转化成维生素C,因此必须从食物中获得维生素C。

缺乏维生素C的典型症状是坏血病,早期(潜伏的坏血病)症状为体重下降、倦怠、疲劳、肌肉和关节瞬息性疼痛、急躁、呼吸急促、齿龈疼痛出血、皮下渗血、易骨折、伤口难愈合等;典型症状是出血、出现皮肤瘀斑、牙龈肿胀出血、机体抵抗力下降、伤口愈合迟缓、关节疼痛并伴有轻度贫血等,严重者可致死亡。

事实上直到今天,在我国某些山区的人群,由于冬季缺乏新鲜蔬菜和水果,又缺乏用人工合成的维生素C,仍有维生素C缺乏的人群存在。

(3)供给量和食物来源:成人每日摄取10mg维生素C可预防坏血病,这是最低需要量。由于维生素C极易被破坏,因此在确定供给量时要考虑到这些可能损失的因素。目前我国提出的RDA(Recommended Daily Allowances)值:婴幼儿为50mg/d,儿童为60~90mg/d,青少年、成人为100mg/d,孕妇、乳母为130mg/d,UL为1000mg/d。

维生素C主要食物来源为新鲜蔬菜与水果。青菜、韭菜、菠菜、柿子椒等深色蔬菜和花菜,以及柑橘、红果、柚子等水果含维生素C量均较多。野生的苋菜、刺梨、沙棘、猕猴桃、酸枣等含量尤其丰富。动物性食物几乎不含维生素C,粮谷类和干豆类也不含维生素C,但干豆类发芽后如黄豆芽、绿豆芽则维生素C含量增加,是冬季和缺蔬菜区补充膳食维生素C的一种良好来源。

2.维生素B_1。维生素B_1又称硫胺素或抗神经炎素,是最早发现的维生素之一,易溶于水,不溶于脂肪和有机溶剂,故在淘洗米或蒸煮时,常随水流失。它在酸性条件下较稳定,在中性和碱性条件下遇热易破坏。所以在烹调食品中,如果加碱会造成维生素B_1损失。

(1)生理功能:①参与物质代谢和能量代谢。维生素B_1进入人体内后,被磷酸化生成硫胺素焦磷酸酯(TPP)组成辅酶,参与体内糖类物质的中间代谢。由于所有细胞在其活动中的能量均来自糖类的氧化,因此维生素B_1是体内物质代谢和能量代谢的关键物质;②对神经生理活动有调节作用,与心脏活动、食欲维持、胃肠道正常蠕动及消化液分泌有关。

(2)缺乏症状:维生素 B_1 缺乏症,又称脚气病,主要损害神经血管系统。硫胺素的摄入量不足和酒精中毒是主要原因。初期症状较轻,表现为疲乏、淡漠、食欲差、恶心、忧郁、急躁、沮丧、便秘和工作能力下降。

(3)供给量和食物来源:维生素 B_1 与能量代谢有密切关系,推荐的膳食供给量,男性为 1.4mg/d,女性为 1.3mg/d,孕妇为 1.5mg/d,乳母为 1.8mg/d,UL 为 50mg/d。

维生素 B_1 广泛存在于天然食物中,含量丰富的有动物内脏(肝、心、肾)、瘦肉类、全谷、豆类和坚果,水果、蔬菜、蛋、奶等也含有少量维生素 B_1。粮谷类是我国人民维生素 B_1 的主要来源,粮谷类精加工、烹调加碱可使维生素 B_1 大量丢失。

3.维生素 B_2。维生素 B_2 又称核黄素,水溶性较低,在中性或酸性环境中比较稳定,在碱性溶液中加热则易被破坏。它对光敏感,易被紫外线分解破坏。如瓶装牛奶在阳光下照射 2h,其中核黄素(40% ~ 80% 为游离型)可破坏一半以上,其破坏速度随温度及 pH 升高而加速。

(1)生理功能:维生素 B_2 以黄素单核苷酸(FMN)和黄素腺嘌呤二核苷酸(FAD)的形式作为人体内多种氧化酶系统不可缺少的辅酶参与氧化还原反应,由此保证物质代谢的正常进行,维持机体健康,促进生长发育,维护皮肤和黏膜的完整性。核黄素还与人体内铁的吸收、贮存与动员有关,在防治缺铁性贫血中有重要作用。

(2)缺乏与过量症状:摄入不足或酗酒是核黄素缺乏最常见的原因。核黄素缺乏症表现为疲倦、乏力,出现唇炎、舌炎、口角炎、口腔黏膜溃疡、丘疹或湿疹性阴囊炎(女性阴唇炎)、脂溢性皮炎等;长期缺乏还可导致儿童生长迟缓,轻中度缺铁性贫血。

一般来说,由于核黄素溶解度低,肠道吸收有限,因而一般不会引起过量中毒。

(3)供给量和食物来源:我国居民维生素 B_2 的膳食推荐摄入量为 1 ~ 14 岁为 0.6 ~ 1.5mg/d,成人男性为 1.4mg/d,女性为 1.2mg/d,孕妇、乳母为 1.7mg/d。

核黄素是我国膳食容易缺乏的营养素之一,良好的食物来源主要是动物性食物,以肝、肾、心、蛋黄、乳类尤为丰富。植物性食物中则以绿叶蔬菜类如菠菜、韭菜、油菜及豆类含量较多,而粮谷类含量较低,尤其研磨过精的粮谷。

4. 维生素PP。维生素PP又称烟酸或尼克酸,是一种白色针状结晶体,易溶于水和酒精,在酸、碱、光、热条件下稳定,一般烹饪损失极小。

(1)生理功能:烟酸为辅酶Ⅰ与辅酶Ⅱ的组成成分,参与氧化还原反应,在糖类、脂肪和蛋白质的能量释放上起重要作用。尼克酸在维生素B_6、泛酸和生物素存在下,参与脂肪、类固醇等生物合成,具有降低体内胆固醇的作用。

(2)缺乏与过量症状:烟酸缺乏症又称癞皮病,前期症状表现为疲劳、乏力、工作能力下降、记忆力差以及经常失眠。典型症状是皮肤炎、腹泻和痴呆,即所谓的"三D"症状。一般认为,尼克酸缺乏常与维生素B_1、维生素B_2及其他营养素缺乏同时存在,故常伴有其他营养素缺乏症状。

过量摄入的副作用有皮肤发红、眼部感觉异常、高尿酸血症,偶见高血糖症。

(3)供给量和食物来源:维生素PP除了直接从食物中摄取外,还可在体内由色氨酸转化而来,平均60mg色氨酸转化1mg烟酸。我国男性维生素PP推荐摄入量为14mg/d,女性为13mg/d,孕妇为15mg/d,乳母为18mg/d,UL为35mg/d。

维生素PP广泛存在于动植物性食物中,良好的来源为蘑菇、酵母,其次为肝、肾、瘦肉、全谷、豆类等,绿叶蔬菜也含相当数量。乳类及蛋类含量不高,但其中的色氨酸可以转化;玉米中的烟酸含量不低,但大部分为结合型烟酸,不能被人体吸收利用,用碱处理后,可被人体利用。

5. 维生素B_6。维生素B_6包括三种天然存在形式,即吡哆醇(主要存在于植物性食品中)、吡哆醛、吡哆胺(主要在动物性食品中)。它易溶于水,在空气中、酸性条件下稳定,但易被碱破坏,中性环境下易被光破坏。吡哆醛与吡哆胺不耐热,吡哆醇耐热,后者在食品加工和贮存中稳定性较好。

(1)生理功能:维生素B_6主要以吡哆醛(PLP)的形式参与近百种酶的反应,多数与氨基酸代谢有关。它不仅在蛋白质合成与分解代谢上,而且还在糖原异生、不饱和脂肪酸代谢、某些神经介质的合成方面发挥重要作用。

（2）缺乏与过量症状：单纯的维生素 B_6 缺乏较罕见，一般常伴有多种 B 族维生素摄入不足的表现，临床上可见的有口唇干裂、舌炎、易激怒、抑郁等；比较大量摄入（500mg/d）时，可见神经毒性和光敏感性反应。

（3）供给量和食物来源：由于维生素 B_6 与氨基酸代谢关系甚为密切，因此膳食蛋白摄入量的多少将直接影响维生素 B_6 的需要量。美国关于维生素 B_6 的 RDA 基本上是依据 0.016mg/g 蛋白质制定的，妊娠期和哺乳期在原基础上分别增加 0.6mg/d 和 0.5mg/d，成人为 1.2～1.5mg/d，在 UL 方面，儿童为 50mg/d，成人为 100mg/d。

维生素 B_6 的食物来源有肉类（尤其是肝脏）、豆类中的黄豆、坚果中的葵花籽、核桃等。

6.维生素 B_{12}。维生素 B_{12} 又称钴胺素或青钴素，是一种由含钴的卟啉类化合物组成的 B 族维生素。分子中都含金属钴，是目前已知唯一含金属的维生素，因含钴而呈红色，又称红色维生素。它在肠道内停留时间长，大约需要 3h（大多数水溶性维生素只需要几秒钟）。

维生素 B_{12} 在中性溶液中比较稳定，在酸性或碱性溶液中易分解，受日光照晒也会失去活性。

（1）生理功能：①促进红细胞的发育和成熟，使肌体造血机能处于正常状态，预防恶性贫血；②促进碳水化合物、脂肪和蛋白质代谢；③具有活化氨基酸的作用和促进核酸的生物合成，可促进蛋白质的合成，它对婴幼儿的生长发育有重要作用；④维护神经系统健康。维生素 B_6 可消除烦躁不安，使注意力集中，增强记忆力及平衡感。

（2）缺乏症状：维生素 B_{12} 缺乏的常见症状是虚弱、减重、背痛、四肢感到刺痛、神态呆滞、精神或其他精神失常；也有可能引起恶性贫血、脑障碍，如记忆力减退、头痛、痴呆等。

（3）供给量和食物来源：我国对维生素 B_{12} 推荐的参考摄入量成人为 2.4μg/d，孕妇为 2.6μg/d，乳母为 2.8μg/d。

老人、素食且不吃蛋和奶制品的人必须补充维生素 B_{12}；经常大量饮酒者必须补充维生素 B_{12}；在月经期间或月经前补充维生素 B_{12} 非常有益；孕妇及哺乳期妇女也应补充。

维生素B_{12}主要来源于肝脏、鱼类、贝类、蛋类、乳类和肉类,豆制发酵食品也含有一定数量。人类肠道内的一些细菌虽能合成维生素B_{12},但大多排出体外。

7.叶酸。叶酸是一种广泛存在于绿色蔬菜中的B族维生素,由于它最早从植物叶子中提取而得,故命名为"叶酸"。叶酸的化学名为"蝶酰谷氨酸",系由喋啶酸、对氨基苯甲酸与氨酸结合而成,亦称为维生素B_c或维生素M。

叶酸为黄色或橙黄色结晶性粉末;无臭,无味,紫外线可使其溶液失去活性,碱性溶液容易被氧化,在酸性溶液中对热不稳定,故本品应遮光、密封保存。

(1)生理功能:①叶酸是蛋白质和核酸合成的必需因子,在细胞分裂和繁殖中起重要作用;②血红蛋白的结构物卟啉基的形成、红细胞和白细胞的快速增生都需要叶酸参与;③叶酸是氨基酸及其他重要物质转化、合成所必需的。如使甘氨酸和丝氨酸相互转化,使苯丙氨酸形成酪氨酸,使组氨酸形成谷氨酸,使半胱氨酸形成蛋氨酸;④叶酸参与大脑中长链脂肪酸如DHA的代谢,肌酸和肾上腺素的合成等;⑤叶酸可使酒精中乙醇胺合成为胆碱。

(2)缺乏症状:婴儿缺乏叶酸时会引起有核巨红细胞性贫血,孕妇缺乏叶酸时会引起巨红细胞性贫血。孕妇在怀孕早期如缺乏叶酸,其生出畸形儿的可能性较大。膳食中缺乏叶酸将使血中高半胱氨酸水平提高,易引起动脉硬化;膳食中摄入叶酸不足,易诱发结肠癌和乳腺癌。

(3)供给量和食物来源:我国建议对叶酸的参考摄入量成年人为400μg/d,孕妇为600μg/d,乳母为500μg/d。一般不超过1mg/d。

叶酸广泛存在于动植物食品中,其中动物肝脏、鱼类、蛋类和肉类含量比较高,豆类、绿叶蔬菜和水果中含量也比较高。人体一般不会发生叶酸缺乏。

二、矿物质

(一)矿物质的分类及功能

人体内除碳、氢、氧和氮四种构成水和有机物质的元素外,其他元素统称为矿物质或无机盐。这些物质在体内不能合成,必须从食物和饮食中摄取,约占人体体重的4%。

1.矿物质的分类。根据矿物质的含量,可将人体内的矿物质分为常量元素和微量元素两大类。

(1)常量元素:常量元素又称宏量元素或组成元素。每种常量元素的标准含量大于人体体重的0.01%,人体每日需要量在100mg以上,如钙、磷、钠、钾、氯、镁与硫等7种,它们也被称为必需常量元素。

(2)微量元素:微量元素又称痕量元素。它们在体内存在的浓度很低,每种微量元素的标准含量小于人体体重的0.01%,人体每日需要量在100mg以下,这些微量元素一般在低浓度下就具有生物学作用。早在1973年,WHO就认为人体必需的微量元素共有14种,分别是铁、锌、硒、碘、铜、锰、铬、氟、钼、钴、硅、镍、硼、钒;1990年重新界定了必需微量元素的定义,并按照其生物学作用将之分为三类:第一类,人体必需微量元素,共8种,包括铁、锌、硒、碘、铜、钼、钴和铬;第二类,人体可能必需的元素,共5种,包括锰、硅、硼、钒和镍;第三类,具有潜在毒性,但是低剂量可能具有功能作用,共8种,包括氟、铅、镉、汞、砷、铝、锡和锂。

2.矿物质在体内的代谢特点。矿物质不能在人体内合成,只能从膳食和饮水中摄取;它也不能在体内代谢过程中消失,不能转化为其他物质,只能通过一定途径(如肾脏、肠道和皮肤等)排出体外。

3.矿物质的主要生理功能。矿物质的主要生理功能有以下几点:①它是构成机体组织的重要组成部分。如钙、磷、镁是构成骨骼、牙齿的重要成分,磷、硫参与构成组织蛋白,铁为血红蛋白的组成成分;②它是细胞内、外液的组成成分,对维持细胞内、外液的渗透压和物质交换起重要作用。细胞内、外液中,无机元素与蛋白质一起调节细胞膜的通透性,控制水分,维持正常的渗透压、酸碱平衡,维持神经肌肉兴奋性;③它是构成酶的辅基、激素、维生素、蛋白质和核酸的成分,或参与酶系的激活。就我国目前的膳食结构,存在着某些无机盐缺乏的现象,在此,我们着重讨论重要的无机盐和微量元素钙、磷、铁、碘、锌、硒、铜、氟、铬。

(二)重要的常量元素和微量元素

1.钙。钙是人体内含量最多的一种常量元素。刚出生的婴儿,体内含钙量约为28g;成年时,人体含钙量达850~1200g,相当于人体重的1.5%~2.0%。

其中99%左右的钙集中在骨骼和牙齿中,主要以与磷相结合的形式存在,余下的1%钙,大多呈离子状态存在于软组织、细胞外液及血液中,这部分钙统称为混溶钙池,与骨骼钙维持着动态交换与平衡。

(1)生理功能:①钙是构成骨骼和牙齿的重要组成部分,骨骼和牙齿是人体中含钙最多的组织;②钙可以维持神经与肌肉活动,如神经肌肉的兴奋、神经冲动的传导、心脏的正常搏动等;③钙可以促进体内某些酶的活性。钙对许多参与细胞代谢的大分子合成、转运的酶都有调节作用,如三磷酸腺苷酶、琥珀酸脱氢酶、脂肪酶以及一些蛋白质分解酶等;④钙参与血凝过程、激素分泌,维持体液酸碱平衡以及细胞内胶质稳定性。当身体有出血现象时,钙可以促进血液凝固从而尽快止血,这时钙与血小板起着同样的凝血作用。

(2)缺乏症状:小儿缺钙可引发佝偻病,出牙晚,易出汗,睡眠易惊醒、啼哭,严重时表现为"鸡胸""X型腿"或"O型腿"。老人缺钙可引发骨质疏松症,表现为身材变矮,容易骨折;少年儿童缺钙,会导致成长发育迟缓,身材矮小。任何年龄的人缺钙,都会引起抽搐(抽筋)、情绪烦躁不安。最近,有科学家指出,缺钙会导致视力下降,是形成近视眼的因素之一。

(3)影响钙吸收的因素。

1)抑制钙吸收的因素:①膳食中草酸、植酸影响人体对钙的吸收。草酸、植酸可与钙结合成难以吸收的盐类。粮食中植酸较多,某些蔬菜(如菠菜)含草酸较多;②膳食纤维干扰钙的吸收;③脂肪过多降低钙的吸收。未被吸收的脂肪酸与钙结合形成脂肪酸钙(钙皂),降低了钙的吸收;④某些药物如四环素、肝素等降低钙的吸收。

2)促进钙吸收的因素:①维生素D可促进钙、磷的吸收和利用;②乳及乳制品中的乳糖可提高钙的吸收率。乳及乳制品中的乳糖可与钙结合形成低分子的可溶性络合物,提高钙的吸收率;③肠道内的酸性环境如乳酸、醋酸、氨基酸等物质的存在,有利于钙的吸收。

膳食中钙的吸收还与机体的生理状况和年龄有关。婴幼儿、孕妇和乳母对钙的吸收率高于一般成年人,达50%左右。随着年龄的增大,人体对钙的吸收率下降。此外,患有慢性胃肠炎及肝脏、肾脏功能较差者,钙的吸收率和利用率较低。某些激素如甲状旁腺激素、降钙素等调节机体钙平衡,影响着钙的吸收和利用。

(4)供给量和食物来源:目前我国推荐钙的供给量成年人(不分性别)为800mg,青少年为1000mg,孕妇为1000~1200mg,乳母为1200mg,可耐受最高摄入量(UL)为2000mg。实际调查表明我国多数居民存在钙缺乏,所以,建议膳食补钙。不同人群钙的适宜摄入量(AI)如表1-4所示。

表1-4 不同人群钙的适宜摄入量(AI)   单位:mg/d

人群	婴儿	儿童	青少年	成人	老年	孕妇	乳母
AI	300~400	600~800	1000	800	1000	1000~1200	1200

奶和奶制品中钙含量最为丰富且吸收率也高。小虾皮中含钙特高,芝麻酱、大豆及其制品也是钙的良好来源,深绿色蔬菜如小萝卜缨、芹菜叶、雪里蕻等含钙量也较多。含钙丰富的食物如表1-5所示。

表1-5 含钙丰富的食物   单位:mg/100g

食物	含量	食物	含量	食物	含量
虾皮	991	苜蓿	713	酸枣棘	435
虾米	555	荠菜	294	花生仁	284
河虾	325	雪里蕻	230	紫菜	264
泥鳅	299	苋菜	187	海带(湿)	241
红螺	539	乌塌菜	186	黑木耳	247
河蚌	306	油菜薹	156	全脂牛乳粉	676
鲜海参	285	黑芝麻	780	酸奶	118

2.磷。磷在人体内的含量为650g左右,占体内无机盐总量的1/4,平均占体重1%。总磷的85%~90%以羟磷灰石形式存在于骨骼和牙齿中,其余10%~15%与蛋白质、脂肪、糖及其他有机物结合,分布于几乎所有组织细胞中,其中一半左右在肌肉组织中。软组织和细胞膜中的磷大部分为有机磷;骨中磷大多为无机正磷酸盐,体液中的磷以磷酸盐的形式存在。

(1)生理功能:①磷为骨、牙齿以及软组织的重要成分。磷是骨骼、牙齿的钙化及生长发育所必需的,磷酸盐与胶原纤维的共价联结在矿化中起决定作用;②磷酸盐调节能量释放。机体代谢中能量多以ADP(磷酸腺苷)+磷酸+能量=ATP（磷酸腺苷）及磷酸肌酸形式贮存，需要时释放（上式逆反应），即ADP、ATP、磷酸肌酸等作为贮存、转移和释放能量的物质，是细胞内化学能的主要来源；③磷是组成生命的重要物质。磷是许多维持生命的化合物的重要成分，如磷脂、磷蛋白和核酸等；④磷酸盐是酶的重要成分。人体内许多酶如焦磷酸硫胺素、辅酶Ⅰ、辅酶Ⅱ等都需要磷的参与；⑤磷酸盐能参与物质活化。B族维生素（B_1、B_2、尼克酸等）只有经过磷酸化，才具有辅酶的作用。碳水化合物和脂肪的中间代谢与吸收，均需先经过磷酸化后才能继续进行反应；⑥磷酸盐还参与调节酸碱平衡的作用。磷酸盐能与氢离子结合，并以不同形式的磷酸盐从尿中排出，从而调节着体液的酸碱度。

（2）供给量和食物来源：磷广泛存在于食物中，很少有人发生磷缺乏。所以，一般国家对磷的供给量都无明确规定。由于磷与钙关系密切，通常磷的摄入量大于钙的摄入量，如果食物中钙和蛋白质的含量充足的话，磷就不会缺乏。我国建议成人磷的AI为700mg/d，钙、磷比例维持在1∶1~2∶1之间比较好，UL为3500mg/d。磷的适宜摄入量（AI）如表1-6所示。

表1-6　磷的适宜摄入量（AI）　　　　　　　　　　单位：mg/d

人群	0岁	半岁	1岁	4岁	7岁	14岁	18岁	50岁
AI	150	300	450	500	700	1000	700	700

磷的来源广泛，在乳、瘦肉、禽、蛋、鱼、动物肝脏、花生、坚果、豆类、芝麻酱、海带、紫菜等中含量较多，谷类食物中的磷主要以植酸磷的形式存在，其与钙结合不易被吸收。富含磷的食物如表1-7所示。

表1-7　富含磷的食物　　　　　　　　　　　　　单位：mg/d

食物	紫菜	鸡蛋黄	甲鱼	牛奶	花生	鸡	香菇	奶粉	蟹	青鱼	瘦肉
含磷量	710	532	430	195	399	189	414	883	616	246	177

3.铁。铁是人体内含量最多的一种必需微量元素。人体内铁的总量为4~5g，其中60%~75%的铁存在于血红蛋白中，3%的铁存在于肌红蛋白中，1%的铁存在于各种含铁酶（细胞色素、细胞色素氧化酶、过氧化物酶与过氧化氢酶等），以上铁存在的形式又称为功能性铁。其余21%~36%的铁为贮存铁，以铁蛋白和含铁血黄素形式分布于肝脏、脾脏和骨骼中。铁在人体内含量

随年龄、性别、营养状况和健康状况的不同而有个体差异。

(1)生理功能:①铁作为血红蛋白与肌红蛋白、细胞色素A以及某些呼吸酶的成分参与体内氧与二氧化碳的转运、交换和组织呼吸过程;②铁与红细胞的形成和成熟有关,维持正常的造血功能;③铁参与其他重要功能,如催化β-胡萝卜素转化为维生素A,嘌呤与胶原的合成,抗体的产生,脂类从血液中转运以及药物在肝脏的解毒等作用。

(2)缺乏症状:膳食中的可利用铁若长期不足,会导致缺铁性贫血,特别是婴幼儿、孕妇及乳母更易发生。缺铁性贫血是当前世界上普遍存在的营养问题。

缺铁性贫血主要症状有皮肤及黏膜苍白、疲倦、心慌、气短、眩晕、免疫功能低下,指甲脆薄、精力不集中、工作效率降低、学习能力下降等。缺铁儿童易烦躁,抵抗力下降,并出现虚胖、肝脾肿大等症状。缺铁性贫血是青少年学生中的一种常见病。

(3)吸收的因素:铁的吸收率比钙还低。铁在食物中主要以三价铁形式存在,少数食物中的铁以还原铁(亚铁或二价铁)形式存在。肉类等食物中的铁约一半左右是血红素铁,而其他为非血红素铁,吸收差。前者在体内吸收时,不受膳食中植酸、磷酸的影响,后者则常受膳食因素的影响。

一般来说,在植物性食物中铁吸收率较动物性食物低,如大米为1%,玉米和黑豆为3%,莴苣为4%,小麦、面粉为5%,血为11%,血红蛋白为25%,动物肉、肝为22%。蛋类因存在一种磷酸糖蛋白-卵黄高磷蛋白的干扰,吸收率仅为3%。牛奶是一种贫铁食物,且吸收率不高。人乳中的铁吸收率最高,可达40%,所以提倡母乳喂养。

(4)供给量和食物来源:婴幼儿由于生长较快,需要量相对较高,需从食物中获得铁的数量大于成年人;妇女月经期铁损失较多,因此供给量应适当增高。我国建议铁的每日供给量是成年男子为15mg,成年女子为20mg,孕妇、乳母为25～35mg,成人铁的UL为50mg/d。不同人群铁的适宜摄入量(AI)如表1-8所示。

表1-8 不同人群铁的适宜摄入量（AI） 单位:mg/d

年龄/岁	0~0.5	0.5~1	1~4	4~7	7~11	11~14		14~18		18~50		50~	孕妇			乳母
类别	—	—	—	—	—	男	女	男	女	男	女	—	早期	中期	晚期	—
AI	0.3	10	12	12	12	16	18	20	22	15	20	15	15	25	35	25

膳食中铁的良好来源为动物肝脏、动物全血、畜禽肉类、鱼类。蔬菜中含铁量不高,油菜、苋菜、菠菜、韭菜等利用率不高。含铁量较高的食物如(mg/100g)表1-9所示。

表1-9 含铁量较高的食物 单位:mg/d

食物	含量	食物	含量	食物	含量
鸭血	30.5	蛏子	33.6	藕粉	41.8
鸡血	25.0	蛤蜊	22.0	黑芝麻	22.7
沙鸡	24.8	刺蛄	14.5	鸡蛋黄粉	10.6
鸭肝	23.1	发菜	99.3	地衣(水浸)	21.1
猪肝	22.6	红蘑	235.1	冬菜	11.4
蚌肉	50.0	冬菇	10.5	苜蓿	9.7

4.碘。人体内含碘20～50mg,相当于0.5mg/kg,其中甲状腺组织内含碘最多。

(1)生理功能:碘的生理功能是参与甲状腺素的形成,故其生理功能也通过甲状腺素的作用表现出来。甲状腺素在体内主要是促进和调节代谢及生长发育,具体表现为促进人体的生长、发育,增加基础代谢率和耗氧量,促进蛋白质的合成,调节胆固醇代谢,促进糖和脂肪的代谢,调节水盐代谢,维持人体的代谢平衡。

(2)缺乏与过量症状。

1)缺乏症状:饮食中长期碘摄入不足或生理需碘量增加,可导致甲状腺素分泌不足,促使甲状腺增加分泌,引起甲状腺代偿性增生、肥大,出现甲状腺肿大,在青春期、妊娠和哺乳期人群中最易发生。

缺碘地区流行地方性甲状腺肿大(大脖子病)。饮食卫生不良、营养缺乏也是本病的重要诱因。严重缺碘不仅可发生黏液性水肿,还会遗传,使下一代生长停滞、发育不全、智力低下、聋哑、矮小、形似侏儒等,即所谓克汀病(呆小症)。地方性呆小症,是因胎儿及婴儿期严重缺碘引起的中枢神经系统损害、甲状腺功能低下及生长发育停滞为主的病变。据世界卫生组织(WHO)资料报告,全球有4亿多人缺碘,儿童痴呆中80%是由于缺碘所致。

2)过量症状:碘过量通常发生于摄入含碘量高的饮食物,以及在治疗甲状腺肿等疾病中使用过量的碘剂等情况。我国河北、山东部分县区居民,曾饮用深层高碘水,或高碘食物造成高碘甲状腺肿。这只需限制高碘食物即可防治。

(3)供给量和食物来源:人体对碘的需要量与年龄、性别、体重、发育及营养状况等有关。2000年中国营养学会建议每日膳食中碘的推荐摄入量(RNI)成年人为150μg,孕妇、乳母为200μg,成年人的UL为1000μg/d。不同人群碘的推荐摄入量如表1-10所示。

表1-10 不同人群碘的推荐摄入量

年龄/岁	RNI/(μg/d)	孕妇	RNI/(μg/d)
0～0.5	50	早期	200
0.5～1	50	中期	200
1～4	50	晚期	200
4～7	90	乳母	200
7～11	90	—	—
11～14	120	—	—
14～18	150	—	—

含碘量较高的食物有海产品,如海带(24000μg/100g)、紫菜(1800μg/100g)、淡菜(干)(1200μg/100g)、海参(干)(600μg/100g)、海盐(30pig/30kg)等。

5.锌。人体含锌为2～2.5g,主要存在于肌肉、骨骼、皮肤中。血液中的锌有75%～88%存在于红细胞中,其余12%～22%存在于血浆中。血浆中的锌往往与蛋白质相结合而存在。

(1)生理功能:①锌是很多酶的组成成分,同时也是酶的激活剂,在组织呼吸和物质代谢中起重要作用;②锌能促进生长发育和组织再生。锌对促进蛋白质和核酸的合成代谢具有重要作用,同时锌对于促进性器官和性功能的正常发育是必需的;③锌有促进维生素A代谢的作用。锌对于维持正常暗适应能力有重要作用,且对于维持皮肤健康也是必需的;④锌有促进食欲作用,通过参与构成一种含锌蛋白即唾液蛋白而对味觉与食欲发生作用;⑤锌在免疫系统功能的形成方面,能促进T淋巴细胞和B淋巴细胞的复制。

(2)缺乏及过量症状。

1)缺乏症状:生长期儿童锌缺乏主要表现为生长迟缓,长期缺乏可导致侏儒;垂体调节功能障碍,食欲不振、味觉异常(异食癖)甚至丧失(厌食症);性成熟延迟、第二性特征发育障碍、性功能减退、精子产生过少等;眼损害,暗适应能力降低,皮肤创伤不易愈合,易感染等。孕妇缺乏锌,则胎儿易畸形,免疫功能减退。

2)过量症状:成人一次摄入量大于2g会发生中毒,导致腹痛、腹泻、恶心、呕吐,长期大量(100mg/d)可出现贫血、免疫功能减退、铜缺乏等。

(3)影响锌吸收的因素:锌主要在小肠内被吸收,然后和血浆中白蛋白或运铁蛋白结合,运送到各器官组织。一般在人体内锌吸收率为20%~30%。

1)促进锌吸收的因素:维生素D、肠道内游离氨基酸、还原型谷胱甘肽、柠檬酸盐等。

2)抑制锌吸收的因素:膳食中的植酸(全谷物和豆类中)、食物纤维及高钙、高铜、高亚铁离子等。

(4)供给量和食物来源:人体每日锌的更新量为6mg,考虑到吸收率,我国规定1~10岁每日供给量为13.5mg,10~17岁为15.5~19mg,成人男性为15mg,女性为11.5mg,孕妇、乳母为20mg,UL为45mg。

食品中贝壳类海产品、红色肉类、动物内脏类等都是锌的极好来源。如牡蛎含锌量很高,鲜牡蛎含锌量高达149mg/100g,因此牡蛎被誉为"海洋中的牛奶";干果类、谷类胚芽和麦麸也含有丰富的锌;奶酪、燕麦、花生等含锌量也较多;不过谷类食物因植酸的影响限制了锌的利用率;蔬菜、水果含锌量低。

6.硒。硒在人体内总量为14~20mg,广泛分布于人体所有组织和器官中。在肝脏、胰腺、肾脏、心脏、脾脏、牙釉质、头发及指甲中含量较多,而脂肪组织中含量较低。测定血硒和发硒常可反映体内硒的营养状况。

(1)生理功能:①硒是谷胱甘肽过氧化物酶的必需组成成分,保护细胞膜的结构和功能不受过氧化物的损害和干扰,维持细胞正常功能;②硒能加强维生素E的抗氧化作用,其效力比维生素E高500倍,两者有协同作用;③硒与金属有很强的亲和力,在体内能与某些金属毒物如汞、镉、铅等结合形成金属硒蛋白复合物而起到解毒作用,并使金属毒物排出体外;④硒有保护心血管、维护心肌健康的作用。硒可防止血压升高和血栓形成。高硒地区人群心血管疾病发病率低;⑤硒还有促进生长、保护视觉器官以及抗肿瘤等作用。

(2)缺乏与过量症状。

1)缺乏症状:硒缺乏已被证实是发生克山病的重要原因,克山病在我国最早发现于黑龙江省克山地区,临床上主要症状表现为心脏扩大、心功能失代偿、心力衰竭、心源性休克、心律失常、心动过速或过缓等;缺硒还可导致大骨节病,表现为骨端软骨细胞变性坏死,肌肉萎缩和发育障碍,行走无力;缺硒还与新生儿溶血性贫血,感染敏感性有关。此外,某些癌症发病率高(如食管癌、胃癌、直肠癌),也与缺硒有关。

2)过量症状:硒摄入过多也可致中毒。我国湖北恩施县的地方性硒中毒,与当地水、土壤中硒含量过高,导致粮食、蔬菜、水果中含高硒有关。硒中毒主要表现为头发变干、变脆、易断裂及脱落、肢端麻木、抽搐甚至偏瘫,严重时可致死亡。

(3)供给量和食物来源:硒在小肠内被吸收,吸收率在50%以上,通过与血浆蛋白的结合,转运到各器官组织。考虑到各方面的因素,我国1988年由中国营养学会推荐硒的供给量7岁以上人群为50μg/d。成年人硒的UL为400μg/d。不同人群硒的推荐摄入量(RNL)如表1-11所示。

表1-11 不同人群硒的推荐摄入量(RNL)

年龄/岁	RNI/(μg/d)	孕妇	RNI/(μg/d)
0～0.5	15	早期	50
0.5～1	20	中期	50
1～4	20	晚期	50
4～7	25	乳母	65
7～11	35	—	—
11～14	45	—	—
14～18	50	—	—

动物性食物如肝、肾、海产品及肉类都是硒的良好来源,粮食等植物性食物则随土壤中的硒含量而各异,一般超过 0.2mg/kg,蔬菜水果中的硒含量在0.01mg/kg 以下,精制食品随加工程度的提高含硒量减少,烹调加热可导致硒的挥发,造成一定的损失。

7. 铜。人体含铜量为 100～150mg,其中 50%～70% 在肌肉和骨骼中,20% 在肝脏中,5%～10% 在血液中;以肝、肾、头发和脑中含量最多,脾、肺、肌肉、骨次之,腺体如脑垂体、甲状腺和胸腺含量最低。

(1)生理功能:①铜影响铁代谢,维持正常的造血功能;②铜维护中枢神经系统的完整性。因为神经髓鞘的形成和神经递质(儿茶酚胺)的生物合成均需含铜氧化酶的参与;③铜可促进骨骼、血管和皮肤健康;④铜有抗氧化作用。铜是超氧化物歧化酶(SOD)的活性部分,能催化超氧离子成为氧和过氧化氢,起到抗氧化作用并保护细胞免受过氧化物损失,是公认的抗老、抗病物质;⑤铜与胆固醇代谢、心脏功能、免疫功能、激素分泌等有关。

(2)缺乏与过量症状。

1)缺乏症状:铜普遍存在于各种天然食物中,一般正常膳食不会引起铜的缺乏,但在某些病理情况下,缺铜会导致血红蛋白合成减少而产生贫血症状。长期缺铜或铜营养不良可导致心血管损伤和胆固醇代谢异常,是诱发冠心病的危险因素。人体缺铜时还可因弹性蛋白和胶原蛋白的交联发生障碍,影响骨骼的生长。

2)过量症状:过量铜会引起急、慢性中毒,铜过量多发生于饮用与铜管道长时间接触的酸性饮料或误服大量铜盐引起的急性中毒,表现为反胃、恶心、呕吐、上腹部疼痛、腹泻、头痛,严重者可昏迷,甚至死亡。慢性中毒较为少见。

(3)供给量和食物来源:中国营养学会提出成人铜 AI 为 2.0mg/d,UL 为8mg/d。铜广泛存在于各种食物中,牡蛎、贝类、坚果类含量很高,动物肝、肾、鱼、麦芽与干豆类也较丰富,一般奶和绿叶蔬菜中含铜量较低。

8. 氟。人体内含氟量受环境(特别是水中)含氟量、食物含氟量、摄入量、年龄以及其他金属(铝、钙、镁)含量的影响;随着年龄的增长,体内氟的含量也相应增加。

(1)生理功能:氟是骨骼和牙齿的重要组成部分,在骨骼和牙齿的生长形成中非常重要,并影响人体对钙、磷的代谢。氟可以预防龋齿和老年性骨质疏松症。适量的氟能被牙珐琅质中的羟磷灰石吸附,形成坚硬致密的氟磷灰石,因而加强了牙齿对酸、糖和口腔微生物的抗腐蚀作用,具有防龋齿作用。同样,适量的氟有利于钙和磷的利用及在骨骼中的沉积,加速骨骼的形成,增加骨骼的硬度。

(2)缺乏与过量症状:①缺乏症状。低氟会导致龋齿的发生,这种情况在儿童中尤为突出。某些地区的小学生,竟有98%的人患龋齿。老年人缺氟会导致骨质松脆,容易发生骨折;②过量症状。摄入过量的氟,也会引起氟中毒,牙齿的珐琅质反而被破坏,牙齿表面原有光泽逐渐消失,出现灰色的斑点即氟斑牙和牙齿不规则的磨损。

(3)供给量与来源:人体内氟主要来自饮水。食物中的海产品和干茶叶含氟量最为丰富,一般干茶叶氟含量为1×10^{-4}以上,在沏茶时约有2/3的氟溶于茶水中。所以,喜欢饮茶的人每天可摄取$500\mu g$的氟。一般人每日氟的摄入总量为$3.3 \sim 4.0\mu g$已可满足需要。饮水中加氟是最简单、最有效的预防龋齿的方法。

9.铬。铬在自然界有两种形式:三价铬和六价铬。三价铬是人体必需的微量元素,六价铬则对人体有毒性。铬在人体中的含量为$5 \sim 10mg$,主要存在于骨、皮肤、脂肪、肾上腺、大脑和肌肉中。铬在人体组织中质量分数随年龄增长而降低。

(1)生理功能:①铬是体内葡萄糖耐量因子(GTF)的重要组成成分,能增强胰岛素的作用;②铬有提高高密度脂蛋白和载脂蛋白A的浓度及降低血清胆固醇的作用;③三价铬与DNA结合,可增加其启动位点的数目,增强RNA和DNA的合成。

(2)缺乏症:当铬摄入不足时,可导致生长迟缓,葡萄糖耐量损害,血糖、尿糖增加,易患糖尿病、高脂血症、冠心病等。

(3)供给量与来源:铬的成人AI为$50\mu g/d$,UL为$500\mu g/d$。

铬的良好食物来源为啤酒酵母、肉类、海产品、谷物、豆类、坚果类、黑木耳、紫菜等。

三、膳食纤维

（一）膳食纤维的定义

膳食纤维又名"粗纤维"，是"体内清道夫"，是不能被人体胃肠道消化吸收的植物食物的残余物，是一种复杂的混合物的总称，具有多种生理功能。1976年 Trowell 定义为"不能被人体内的消化酶水解的多糖类碳水化合物和木质素"。2001年美国化学家协会的最新定义是：膳食纤维是植物的可食部分或类似的碳水化合物，在人类的小肠中难以消化吸收，在大肠中会全部发酵分解。

（二）膳食纤维的分类

膳食纤维包括多糖、低聚糖及相关的植物物质，主要化学成分是非淀粉多糖和木质素，分为水溶性膳食纤维和非水溶性膳食纤维。

1.水溶性膳食纤维。水溶性膳食纤维能溶于水，并在水中形成凝胶体，包括果胶、藻胶、豆胶、树胶、黏质等，主要来源于水果、海藻、燕麦、豆类及一些蔬菜中。

2.非水溶性膳食纤维。非水溶性膳食纤维主要存在于全谷物制品中，如麦糠、蔬菜和坚果。我们日常所食的蔬菜，如芹菜、韭菜、菠菜、豆角、豆芽、胡萝卜中都含有较多的非水溶性膳食纤维。

（三）膳食纤维的生理功能

人不能消化膳食纤维，但结肠内细菌的酶能使纤维素、半纤维素和果胶分解。所以大便中排出的纤维素只有食物中的20%～70%，半纤维素15%～45%，果胶约10%，麦麸约70%。

人虽不能利用膳食纤维，但它们仍有一定的生理功能：①增强胃肠功能，有利于粪便排出；②控制体重和减肥；③降低血糖和血胆固醇；④预防结肠癌。

膳食纤维的种类、主要功能和食物来源如表1-12所示。

表1-12　膳食纤维的种类、主要功能与食物来源

种类		主要功能	主要食物来源
非水溶性膳食纤维	木质素	正在研究之中	所有植物,如小麦、黑麦、大米、蔬菜等
	纤维素	增加粪便体积	
	半纤维素	促进胃肠蠕动	
水溶性膳食纤维	果胶、树胶、黏胶、少数半纤维索	延缓胃排空时间、减缓葡萄糖吸收、降低血胆固醇	柑橘类、燕麦制品和豆类

第四节　能量与能量平衡

人体为了维持生命及从事各项体力活动,必须每天都从各种食物中获得能量以满足生长、代谢、维持体温及从事各种体力劳动等的需要。能量是人类赖以生存的物质基础,没有能量就没有生命活动,也就没有人类。

一、能量的作用及来源

(一)能量的作用

人的一生,从初生的婴儿到即将离开人世的老人,每时每刻都需要利用从食物中摄取的能量,以供生长、发育、维持正常生理功能和从事体力、脑力活动等的需要。即使在静止不动的情况下,为了维持心跳、呼吸、体温等重要生理功能也需要能量。人只要活着就需要能量,如同一部机器得不到能源就会停止运转一样,人如果得不到能量,生命也将停止。可见,能量对生命活动是极为重要的。一个人如果得不到足够的能量,体内各种营养素也很难发挥它们应有的作用。

(二)能量的来源

食物能量的最终来源是太阳能,植物通过光合作用,利用太阳能把二氧化碳、水和其他无机物转变成有机物来提供生命所需的能量,动物和人则是通过各种代谢活动将植物的储能(如淀粉)变成自己的储能,以维持自身的生命活动。

人体所需能量主要由来自食物中的碳水化合物、脂肪、蛋白质这三大宏量营养素提供。

二、能量,能量单位

能量是维持生命活动、促进生长发育和从事各种活动、劳动所必需的。能量是蛋白质、脂肪和碳水化合物在体内氧化代谢过程中产生的。

能量的国际单位。能量的国际单位有焦耳(J)和千焦耳(kJ)以及卡(cal)和千卡(kcal)。现在一般采用焦耳(J)和千焦耳(kJ)表示热量。焦耳和卡之间的换算关系如下:1千焦(kJ)=0.239千卡(kcal),1千卡(kcal)=4.184千焦(kJ)。

三、生热营养素的物理卡价和生理卡价

(一)物理卡价

因为生热营养素在环境中可完全燃烧氧化产生二氧化碳和水,同时释放能量,因此食物及其产能营养素所产生的能量可进行精确的测量。生热营养素在体外完全燃烧时释放出的热能称为物理卡价,每1g碳水化合物、脂肪、蛋白质燃烧后释放出的热能值(物理卡价)分别为17.15kJ、39.33kJ和23.43kJ。

(二)生理卡价

由于在人体内,食物中的能量营养素不可能全部被消化吸收,且消化率也各不相同,消化吸收后,在体内也不一定完全彻底被氧化分解产生能量,特别是蛋白质可产生一些机体内不能继续被分解利用的含氮化合物,如尿素、肌酐、尿酸等。[①]所以,营养学中往往以食物在人体内经过氧化反应后释放出来的热能值即生理卡价来衡量生热营养素的能量价值。生理卡价要低于物理卡价,食物中生热营养素的生理卡价分别为:1g碳水化合物产生的能量为16.7kJ(4.0kcal),1g脂肪产生的能量为37.6kJ(9.0kcal),1g蛋白质产生的能量为16.7kJ(4.0kcal)。

四、人体的热能消耗

人体的热能消耗可以概括为维持基础代谢、满足食物特殊动力作用和各种活动消耗等三个方面,对于特殊条件人群还需要额外消耗。

①志成. 食物的消化"哲学"[J]. 健康向导,2012,18(4):2.

（一）基础代谢及其影响因素

1.基础代谢。基础代谢是指维持人体基本生命活动的热量,即在无任何体力活动及紧张思维活动、全身肌肉松弛、消化系统处于静息状态情况下,用以维持体温、心跳、呼吸、细胞内外液中电解质浓度差及蛋白质等大分子合成的热量消耗。故测定基础代谢是在周围环境温度恒定(一般为18~25℃)、饥饿状态(一般进食后12h)、人处于清醒和静卧的情况下进行的。

2.影响基础代谢率的因素。影响基础代谢率的因素包括体表面积与体型、年龄、性别、内分泌、环境温度与气候等。

（二）体力活动所消耗的热能

除基础代谢外,体力活动是影响人体热能消耗的最主要的因素,体力活动包括在生产与生活中全部体力活动的热能消耗。人类的体力活动种类很多,营养学上根据能量消耗水平,即活动的强度不等,一般分为极轻、轻、中等、重和极重劳动五级(女性分为四级,无极重劳动级)。

1.极轻的体力活动。这种活动是以坐姿或站立为主的活动,如开会、开车、打字、缝纫、烹调、打牌、听音乐、绘画等。

2.轻体力活动。这类活动是指在水平面上走动,速度在4~5km/h的活动,如打扫卫生、看护小孩、打高尔夫球、进行饭店服务等。

3.中等体力活动。这类活动包括行走(速度在5.5~6.5km/h)、除草、负重行走、打网球、跳舞、骑自行车等。

4.重体力活动。这类活动包括负重爬山、伐木、手工挖掘、打篮球、登山、踢足球等。

5.极重体力活动。这种情况随着科技和生产力的发展,已经越来越少见。现在常指运动员高强度的职业训练或世界级比赛等。

（三）食物特殊动力作用耗能

食物特殊动力作用,即指因为摄食过程引起的热量消耗。实验证明,摄食可使热能代谢增高。食物特殊动力作用与进食的总热量无关,而与食物的种类有关。进食糖与脂肪对代谢的影响较小,大约只是代谢的4%,持续时间亦只1h左右。但进食蛋白质对代谢的影响则较大,为30%,持续时间也较长,有的可达 10~12h。当成人摄入一般的混合膳食时,由于食物的特殊动力作用而额外增加的热能消耗每日约600kJ(150kcal),相当于基础代谢的10%。

五、热能供给

热量平衡与否,与健康的关系极大。由于饥饿或疾病等原因,造成热能摄入不足,可造成体力下降、工作效率低下。而热能摄入不足造成脂肪贮存过少,身体健康对环境的适应能力和抗病力也因此而下降。体重太轻的女性,性成熟延迟,易生产低体重婴儿。年老时,热能摄入量不足会增加营养不良的危险。另一方面,过多的热能摄入,已对西方国家居民造成严重的健康问题,严重地危害着人们的健康。我国近些年来也有类似的危险趋势。

第二章　食品安全监督与管理

第一节　食品安全概述

一、《中华人民共和国食品安全法》简介

（一）《食品安全法》的立法宗旨

《食品安全法》第1条对立法宗旨进行说明："为保证食品安全，保障公众身体健康和生命安全，制定本法。"为实现立法宗旨，《食品安全法》在第4条规定："食品生产经营者应当依照法律、法规和食品安全标准从事生产经营活动，对社会和公众负责，保证食品安全，接受社会监督，承担社会责任。"为实现立法宗旨，《食品安全法》第5条规定："国务院设立食品安全委员会，其工作职责由国务院规定。"具体来说，国务院食品药品监督管理部门依照本法和国务院规定的职责，对食品生产经营活动实施监督管理。

国务院卫生行政部门依照本法和国务院规定的职责，组织开展食品安全风险监测和风险评估，会同国务院食品药品监督管理部门制定并公布食品安全国家标准。

国务院其他有关部门依照本法和国务院规定的职责，承担有关食品安全工作。由此可见，《食品安全法》明确规定餐饮服务的食品安全工作由国家食品药品监督管理部门承担。《食品安全法》第6条还规定了各级地方政府在食品安全方面应当承担相应的责任。为实现立法宗旨，鼓励广大群众积极参与对食品安全的监督，《食品安全法》第12条规定："任何组织或者个人有权举报食品生产经营中违反本法的行为，有权向有关部门了解食品安全信息，对食品安全监督管理工作提出意见和建议。"

(二)《食品安全法》的调整范围

《食品安全法》第2条对调整范围进行说明。在中华人民共和国境内从事下列活动,应当遵守本法:①食品生产和加工(以下称食品生产),食品销售和餐饮服务(以下称食品经营);②食品添加剂的生产经营;③用于食品的包装材料、容器、洗涤剂、消毒剂和用于食品生产经营的工具、设备(以下称食品相关产品)的生产经营;④食品生产经营者使用食品添加剂、食品相关产品;⑤食品的贮存和运输;⑥对食品、食品添加剂、食品相关产品的安全管理。供食用的源于农业的初级产品(以下称食用农产品)的质量安全管理,遵守《中华人民共和国农产品质量安全法》的规定。但是,制定有关食用农产品的质量安全标准、公布食用农产品安全有关信息,应当遵守《食品安全法》的有关规定。

(三)对食品安全标准的相关规定

依照《食品安全法》第26条的规定,食品安全标准应包括以下内容:①食品、食品添加剂、食品相关产品中的致病性微生物,农药残留、兽药残留、生物毒素、重金属等污染物质以及其他危害人体健康物质的限量规定;②食品添加剂的品种、使用范围、用量;③专供婴幼儿和其他特定人群的主辅食品的营养成分要求;④对与卫生、营养等食品安全要求有关的标签、标志、说明书的要求;⑤食品生产经营过程的卫生要求;⑥与食品安全有关的质量要求;⑦与食品安全有关的食品检验方法与规程;⑧其他需要制定为食品安全标准的内容。

《食品安全法》第27条食品安全国家标准由国务院卫生行政部门会同国务院食品药品监督管理部门制定、公布,国务院标准化行政部门提供国家标准编号。

食品中农药残留、兽药残留的限量规定及其检验方法与规程由国务院卫生行政部门、国务院农业行政部门会同国务院食品药品监督管理部门制定。

屠宰畜、禽的检验规程由国务院农业行政部门会同国务院卫生行政部门制定。

第28条制定食品安全国家标准,应当依据食品安全风险评估结果并充分考虑食用农产品安全风险评估结果,参照相关的国际标准和国际食品安全风险评估结果,并将食品安全国家标准草案向社会公布,广泛听取食品生产经营者、消费者、有关部门等方面的意见。

食品安全国家标准应当经国务院卫生行政部门组织的食品安全国家标准审评委员会审查通过。食品安全国家标准审评委员会由医学、农业、食品、营养、生物、环境等方面的专家以及国务院有关部门、食品行业协会、消费者协会的代表组成,对食品安全国家标准草案的科学性和实用性等进行审查。

(四)对食品生产经营的相关规定

《食品安全法》第33条食品生产经营应当符合食品安全标准,并符合下列要求:①具有与生产经营的食品品种、数量相适应的食品原料处理和食品加工、包装、贮存等场所,保持该场所环境整洁,并与有毒、有害场所以及其他污染源保持规定的距离;②具有与生产经营的食品品种、数量相适应的生产经营设备或者设施,有相应的消毒、更衣、盥洗、采光、照明、通风、防腐、防尘、防蝇、防鼠、防虫、洗涤以及处理废水、存放垃圾和废弃物的设备或者设施;③有专职或者兼职的食品安全专业技术人员、食品安全管理人员和保证食品安全的规章制度;④具有合理的设备布局和工艺流程,防止待加工食品与直接入口食品、原料与成品交叉污染,避免食品接触有毒物、不洁物;⑤餐具、饮具和盛放直接入口食品的容器,使用前应当洗净、消毒,炊具、用具用后应当洗净,保持清洁;⑥贮存、运输和装卸食品的容器、工具和设备应当安全、无害,保持清洁,防止食品污染,并符合保证食品安全所需的温度、湿度等特殊要求,不得将食品与有毒、有害物品一同贮存、运输;⑦直接入口的食品应当使用无毒、清洁的包装材料、餐具、饮具和容器;⑧食品生产经营人员应当保持个人卫生,生产经营食品时,应当将手洗净,穿戴清洁的工作衣、帽等;销售无包装的直接入口食品时,应当使用无毒、清洁的容器、售货工具和设备;⑨用水应当符合国家规定的生活饮用水卫生标准;⑩使用的洗涤剂、消毒剂应当对人体安全、无害;⑪法律、法规规定的其他要求。

《食品安全法》第28条规定禁止生产经营下列食品:①用非食品原料生产的食品或者添加食品添加剂以外的化学物质和其他可能危害人体健康物质的食品,或者用回收食品作为原料生产的食品;②致病性微生物、农药残留、兽药残留、重金属、污染物质以及其他危害人体健康的物质含量超过食品安全标准限量的食品;③营养成分不符合食品安全标准的专供婴幼儿和其他特定人群的主辅食品;④腐败变质、油脂酸败、霉变生虫、污秽不洁、混有异物、掺假掺杂或者感官性状异常的食品;⑤病死、毒死或者死因不明的禽、畜、兽、水产动物肉类及其制品;⑥未经动物卫生监督机构检疫或者检疫不合格的肉类,或者未经检验或者检验不合格的肉类制品;⑦被包装材料、容器、运输工具等污染的食品;⑧超过保质期的食品;⑨无标签的预包装食品;⑩国家为防病等特殊需要明令禁止生产经营的食品;⑪其他不符合食品安全标准或者要求的食品。

(五)对食品标签的相关规定

《食品安全法》第67条预包装食品的包装上应当有标签。标签应当标明下列事项:①名称、规格、净含量、生产日期;②成分或者配料表;③生产者的名称、地址、联系方式;④保质期;⑤产品标准代号;⑥贮存条件;⑦所使用的食品添加剂在国家标准中的通用名称;⑧生产许可证编号;⑨法律、法规或者食品安全标准规定应当标明的其他事项。专供婴幼儿和其他特定人群的主辅食品,其标签还应当标明主要营养成分及其含量。

(六)对食品安全事故处置的规定

为应对突发的食品安全事故,各级政府机关和食品生产经营企业要制定食品安全事故应急预案。为此,《食品安全法》第102条国务院组织制定国家食品安全事故应急预案。

县级以上地方人民政府应当根据有关法律、法规的规定和上级人民政府的食品安全事故应急预案以及本行政区域的实际情况,制定本行政区域的食品安全事故应急预案,并报上一级人民政府备案。

食品安全事故应急预案应当对食品安全事故分级、事故处置组织指挥体系与职责、预防预警机制、处置程序、应急保障措施等做出规定。

《食品安全法》第103条发生食品安全事故的单位应当立即采取措施,防止事故扩大。事故单位和接收病人进行治疗的单位应当及时向事故发生地县级人民政府食品药品监督管理、卫生行政部门报告。

县级以上人民政府质量监督、农业行政等部门在日常监督管理中发现食品安全事故或者接到事故举报,应当立即向同级食品药品监督管理部门通报。

发生食品安全事故,接到报告的县级人民政府食品药品监督管理部门应当按照应急预案的规定向本级人民政府和上级人民政府食品药品监督管理部门报告。县级人民政府和上级人民政府食品药品监督管理部门应当按照应急预案的规定上报。

任何单位和个人不得对食品安全事故隐瞒、谎报、缓报,不得隐匿、伪造、毁灭有关证据。

第105条县级以上人民政府食品药品监督管理部门接到食品安全事故的报告后,应当立即会同同级卫生行政、质量监督、农业行政等部门进行调查处理,并采取下列措施,防止或者减轻社会危害:①开展应急救援工作,组织救治因食品安全事故导致人身伤害的人员;②封存可能导致食品安全事故的食品及其原料,并立即进行检验;对确认属于被污染的食品及其原料,责令食品生产经营者依照本法第63条的规定召回或者停止经营;③封存被污染的食品相关产品,并责令进行清洗消毒;④做好信息发布工作,依法对食品安全事故及其处理情况进行发布,并对可能产生的危害加以解释、说明。

第106条发生食品安全事故,设区的市级以上人民政府食品药品监督管理部门应当立即会同有关部门进行事故责任调查,督促有关部门履行职责,向本级人民政府和上一级人民政府食品药品监督管理部门提出事故责任调查处理报告。

涉及两个以上省、自治区、直辖市的重大食品安全事故由国务院食品药品监督管理部门依照前款规定组织事故责任调查。

(七)对监督管理的相关规定

《食品安全法》第109条县级以上人民政府食品药品监督管理、质量监督部门根据食品安全风险监测、风险评估结果和食品安全状况等,确定监督管理的重点、方式和频次,实施风险分级管理。

食品安全年度监督管理计划应当将下列事项作为监督管理的重点:①专供婴幼儿和其他特定人群的主辅食品;②保健食品生产过程中的添加行为和按照注册或者备案的技术要求组织生产的情况,保健食品标签、说明书以及宣传材料中有关功能宣传的情况;③发生食品安全事故风险较高的食品生产经营者;④食品安全风险监测结果表明可能存在食品安全隐患的事项。

第110条县级以上人民政府食品药品监督管理、质量监督部门履行各自食品安全监督管理职责,有权采取下列措施,对生产经营者遵守本法的情况进行监督检查：①进入生产经营场所实施现场检查；②对生产经营的食品、食品添加剂、食品相关产品进行抽样检验；③查阅、复制有关合同、票据、账簿以及其他有关资料；④查封、扣押有证据证明不符合食品安全标准或者有证据证明存在安全隐患以及用于违法生产经营的食品、食品添加剂、食品相关产品；⑤查封违法从事生产经营活动的场所。

（八）对食品安全信息的发布管理

《食品卫生法》第118条国家建立统一的食品安全信息平台，实行食品安全信息统一公布制度。国家食品安全总体情况、食品安全风险警示信息、重大食品安全事故及其调查处理信息和国务院确定需要统一公布的其他信息由国务院食品药品监督管理部门统一公布。食品安全风险警示信息和重大食品安全事故及其调查处理信息的影响限于特定区域的，也可以由有关省、自治区、直辖市人民政府食品药品监督管理部门公布。未经授权不得发布上述信息。

县级以上人民政府食品药品监督管理、质量监督、农业行政部门依据各自职责公布食品安全日常监督管理信息。

公布食品安全信息，应当做到准确、及时，并进行必要的解释说明，避免误导消费者和社会舆论。

二、《食品安全法》用语的含义

（一）食品的定义

食品是指各种供人食用或者饮用的成品和原料以及按照传统既是食品又是药品的物品，但是不包括以治疗为目的的物品。

"按照传统既是食品又是药品的物品"主要有：丁香、八角茴香、刀豆、小茴香、小蓟、山药、山楂、马齿苋、乌梢蛇、乌梅、木瓜、火麻仁、代代花、玉竹、甘草、白芷、白果、白扁豆、白扁豆花、龙眼肉（桂圆）、决明子、百合、肉豆蔻、肉桂、余甘子、佛手、杏仁（甜、苦）、沙棘、牡蛎、芡实、花椒、赤小豆、阿胶、鸡内金、麦芽、昆布、枣（大枣、酸枣、黑枣）、罗汉果、郁李仁、金银花、青果、鱼腥草、姜（生姜、干姜）、枳椇子、枸杞子、栀子、砂仁、胖大海、茯苓、香橼、香薷、桃仁、桑叶、桑葚、橘红、桔梗、益智仁、荷叶、莱菔子、紫苏、紫苏子、葛根、黑芝麻、胡椒、槐米、槐花、蒲公英、蜂蜜、榧子、酸枣仁、鲜白茅根、鲜芦根、蝮蛇、橘皮、薄荷、薏苡仁、薤白、覆盆子、藿香、当归、山奈、西红花、草果、姜黄、荜茇。

(二)食品安全

食品安全是指食品无毒、无害,符合应当有的营养要求,对人体健康不造成任何急性、亚急性或者慢性危害。

(三)预包装食品

预包装食品是指预先定量包装或者制作在包装材料、容器中的食品。

(四)食品添加剂

食品添加剂,指为改善食品品质和色、香、味以及为防腐、保鲜和加工工艺的需要而加入食品中的人工合成或者天然物质,包括营养强化剂。

(五)保质期

保质期是指预包装食品在标签指明的储存条件下保持品质的期限。

(六)食源性疾病

食源性疾病是指食品中致病因素进入人体引起的感染性、中毒性等疾病。

(七)食品安全事故

食品安全事故是指食物中毒、食源性疾病、食品污染等源于食品,对人体健康有危害或者可能有危害的事故。

第二节 食品标准与食品标签

一、食品标准概述

(一)食品标准的概念与作用

食品标准是指一定范围内(如国家、区域、食品行业或企业、某一产品类别等)为达到食品质量、安全、营养等要求以及为保障人体健康,对食品及其生产加工销售过程中的各种相关因素所做的管理性规定或技术性规定。这种规定须经权威部门认可或相关方协调认可。

食品标准是食品行业的技术规范,涉及食品行业各个领域,从多方面规定了食品生产的技术要求和质量卫生要求。食品标准是食品安全的重要保证。制定食品标准对确保消费者人身安全,保证社会的长治久安和稳定具有非常重要的作用。

首先,食品标准能保证食品质量与卫生安全。食品卫生质量是否合格,判断依据就是食品标准;其次,食品标准是国家管理食品行业的依据。国家主要依据食品标准对食品行业进行宏观调控与管理;最后,食品标准是食品企业科学管理的基础,是提高食品质量与安全性的前提和保证。

(二)食品标准的分类

按照级别分类。标准按照《中华人民共和国标准化法》第6条规定的级别分类,可分为国家标准、行业标准、地方标准和企业标准四大类。

1.按照性质分类。根据《中华人民共和国标准化法》第7条的规定,国家标准和行业标准按照性质可分为强制性标准和推荐性标准。

2.按照内容分类。按照标准的内容划分,食品标准可分为食品产品标准、食品卫生标准、食品工业基础标准、食品检验方法标准、食品标签标准等。

3.按照形式分类。按照标准的形式划分,食品标准可分为两类:一种是用文字表述的标准称之为标准文件;其他的各种标准物质、标准样品(如农产品、面粉质量等级的实物标准)称之为实物标准。

二、食品标签

(一)我国食品标签标准概况

1987年5月原国家技术监督局批准发布了《食品标签通用标准》。此后,经过2004年及2005年的修改,2011年国家标准化管理委员会、国家质量监督检验检疫总局、卫生部颁布了《预包装食品标签通则》(GB 7718—2011)、《预包装食品营养标签通则》(GB 28050—2011),2013年又颁布了《预包装特殊膳食用食品标签通则》(GB 13432—2013)。另外,在上述三项标签标准的基础上,一些产品的国家标准和行业标准对标签也做了一些规定。

(二)食品标签标准的基本内容

食品标签是指在食品包装容器上或附于食品包装容器上的文字、图形、符号、吊牌及一切说明物,它是对食品质量特性、安全特性、食(饮)用说明的描述。

《食品安全国家标准 预包装食品标签通则》(GB 7718—2011)要求预包装食品必须标示的内容有：食品名称、配料、净含量和规格、制造者的名称、地址和联系方式、生产日期(或制造日期)和保质期、贮存条件、食品生产许可证编号、产品标准代号等。对于进口预包装食品，原产国国名或地区区名(如香港、澳门、台湾)，以及在中国依法登记注册的代理商、进口商或经销者的名称、地址和联系方式，可不标示生产者的名称、地址和联系方式。

《食品安全国家标准 预包装特殊膳食用食品标签》(GB 13432—2013)预包装特殊膳食用食品的标签应符合GB 7718规定的基本要求的内容，还应符合：不应涉及疾病预防、治疗功能；应符合预包装特殊膳食用食品相应产品标准中标签、说明书的有关规定；不应对0~6月龄婴儿配方食品中的必需成分进行含量声称和功能声称。

(三)《食品营养标签管理规范》的主要内容

2011年10月12日，卫生部颁布了《食品安全国家标准 预包装食品营养标签通则》(GB 28050—2011)(以下简称《通则》)。《通则》明确规定，营养标签是指向消费者提供食品营养成分信息和特性的说明，包括营养成分表、营养声称和营养成分功能声称。营养成分表是标有食品营养成分名称和含量的表格，表格中可以标示的营养成分包括能量、营养素、水分和膳食纤维等。《通则》规定，食品企业标示食品营养成分、营养声称、营养成分功能声称时，应首先标示能量、蛋白质、脂肪、碳水化合物和钠5种核心营养素及其含量。食品营养标签上还可以标示饱和脂肪(酸)、胆固醇、糖、膳食纤维、维生素和矿物质。营养标签中营养成分标示应当以每100g(mL)和(或)每份食品中的含量数值标示，并同时标示所含营养成分占营养素参考值(NRV)的百分比。营养声称是指对食物营养特性的描述和说明，包括含量声称和比较声称。营养成分功能声称是指某营养成分可以维持人体正常生长、发育和正常生理功能等作用的声称。

《通则》还强调，任何产品标签标示和宣传等不得对营养声称方式和用语进行删改和添加，也不得明示或暗示治疗疾病的作用。由于虚假或者错误的营养标签对消费者产生误导和造成健康损害的，食品企业应当依法承担相应责任。

第三节　良好生产规范

一、良好生产规范(GMP)定义

所谓良好生产规范(Good Manufacture Practice,GMP),是指为保证食品安全、质量而制定的贯穿食品生产全过程的一系列措施、方法和技术要求。

GMP是美国首创的一种保障产品质量的管理方法。1963年美国食品与药物管理局(FDA)制定了药品的GMP,于1964年开始实施。1969年世界卫生组织(WHO)要求各成员国家政府制定实施药品GMP,以保证药品质量。同年,美国公布了《食品制造、加工、包装储存的现行良好生产规范》,简称CCMP或者食品FGMP基本法。1972年,原欧洲共同体14个成员国联合公布了GMP总则,日本、英国、新加坡和很多工业先进国家也相继引进食品GMP。我国政府明确规定2004年6月30日以前所有药品制剂和原料药的生产必须符合GMP要求,药品生产企业要取得"药品GMP证书"。目前,世界上许多国家相继采用了GMP对食品企业进行质量管理,取得了显著的社会和经济效益。

二、GMP对食品质量与安全的控制

GMP法规是一种对生产、加工、包装、储存、运输和销售等加工过程的规范性要求。其内容包括厂房与设施的结构、设备与工器具、人员卫生、原材料管理、加工用水、生产程序管理、包装与成品管理、标签管理以及实验室管理等方面。

(一)人员卫生

经体检或监督观察,凡是患有或疑似患有疾病、开放性损伤,包括疖或感染性创伤,或接触面及食品包装材料的微生物污染源的员工,直至消除上述病症之前均不得参与作业,否则会造成污染。凡是在工作中直接接触食物、食物接触面及食品包装材料的员工,在其当班时应严格遵守卫生操作规范,以使食品免受污染。负责监督卫生或食品污染的人员应当受过教育或具有经验,或两者皆具备,这样才有能力生产出洁净和安全的食品。

（二）建筑物与设施

操作人员控制范围之内的食品厂的四周场地应保持卫生,防止食品受污染。厂房建筑物及其结构的大小、施工与设计应便于以食品生产为目的的日常维护和卫生作业。工厂的建筑物、固定灯具及其他有形设施应在卫生的条件下进行保养并且保持维修良好,防止食品成为该法案所指的掺杂产品。对用具和设备进行清洗和消毒时,应防止食品、食品接触面或食品包装材料受到污染。食品厂的任何区域均不得存在任何害虫。所有食品接触面,包括用具及接触食品的设备的表面,都应尽可能经常地进行清洗,以免食品受到污染。每个工厂都应配备足够的卫生设施及用具,包括供水、输水设施、污水处理系统、卫生间设施、洗手设施、垃圾及废料处理系统等。

（三）设备

工厂的所有设备和用具的设计,采用的材料和制作工艺,应便于充分地清洗和适当地维护。这些设备和用具的设计、制造和使用,应能防止食品中掺杂污染源。接触食物的设备表面应耐腐蚀,应采用无毒的材料制成,能经受侵蚀作用。接触食物表面的接缝应平滑,而且维护得当,能尽量减少食物颗粒、脏物及有机物的堆积,从而将微生物生长繁殖的机会降低到最小限度。食品加工、处理区域内不与食品接触的设备应结构合理,便于保持清洁卫生。食品的存放、输送和加工系统的设计结构应能使其保持良好的卫生状态。

（四）生产和加工控制

食品的进料、检查、运输、分选、预制、加工、包装、储存等所有作业都应严格按照卫生要求进行。应采用适当的质量管理方法,确保食品适合人们食用,并确保包装材料是安全适用的。工厂的整体卫生应由一名或数名指定的称职的人员进行监督。应采取一切合理的预防措施,确保生产工序不会构成污染源。必要时,应采用化学的、微生物的或外来杂质的检测方法来验明卫生控制的失误或可能发生的食品污染。凡是污染已达到界定的掺杂程度的食品须一律退回或者需经过处理加工以消除其污染。

第四节　危害分析与关键控制点体系

一、HACCP定义

HACCP 是 Hazard Analysis and Critical Control Point 的英文缩写,中文为危害分析与关键点控制。HACCP 体系是国际上共同认可和接受的食品安全保证体系,主要是对食品中微生物、化学和物理危害进行安全控制。联合国粮农组织和世界卫生组织 20 世纪 80 年代后期开始大力推荐这一食品安全管理体系。开展 HACCP 体系的领域包括:饮用牛乳、奶油、发酵乳、乳酸菌饮料、奶酪、生面条类、豆腐、鱼肉火腿、蛋制品、沙拉类、脱水菜、调味品、蛋黄酱、盒饭、冻虾、罐头、牛肉食品、糕点类、清凉饮料、机械分割肉、盐干肉、冻蔬菜、蜂蜜、水果汁、蔬菜汁、动物饲料等。我国食品和水产界较早引进 HACCP 体系。2002 年我国正式启动对 HACCP 体系认证机构的认可试点工作。

国家标准 GB/T 15091—1994《食品工业基本术语》对 HACCP 的定义为:生产(加工)安全食品的一种控制手段;对原料、关键生产工序及影响产品安全的人为因素进行分析,确定加工过程中的关键环节,建立、完善监控程序和监控标准,采取规范的纠正措施。国际标准 CAC/RCP-1《食品卫生通则 1997 修订 3 版》对 HACCP 的定义为:鉴别、评价和控制对食品安全至关重要的危害的一种体系。

HACCP 是一种食品安全保证体系,食品行业用它来分析食品生产的各个环节,找出具体的安全卫生危害,并且通过采取有效的预防措施,对各个关键点实施严格的监控,从而实现对食品卫生的有效控制。HACCP 是从农田到餐桌或从养殖场到餐桌全过程的安全预防体系,是建立在 GMP(良好生产规范)、SSOP(卫生标准操作规程)基础之上的安全卫生预防体系,有很强的专业性与针对性。虽然 HACCP 体系不是一个零风险系统,但它能够最大限度地减少食品安全性的风险,保护食品供应链和食品生产的安全。

二、HACCP 的重要性

在食品的生产过程中,控制潜在危害的先期觉察决定了 HACCP 的重要性。通过对主要的食品危害,如微生物、化学和物理污染的控制,食品工业可以更好地向消费者提供消费方面的安全保证,降低食品生产过程中的危害,从而提高人民的健康水平。

三、建立 HACCP 体系的意义

HACCP 作为一种与传统食品安全质量管理体系截然不同的、崭新的食品安全保障模式,它的实施对保障食品安全具有广泛而深远的意义:①可增强消费者和政府的信心;②可消除贸易壁垒;③可增加市场机会,消费者青睐实施 HACCP 安全体系的企业生产的产品;④降低生产成本(减少回收、食品废弃);⑤提高产品质量的一致性,这是因为 HACCP 的实施使生产过程更规范,提高了产品质量的均质性;⑥提高员工对食品安全的全员参与性,这是因为 HACCP 的实施使生产操作更规范,并促进员工对提高公司产品安全生产的全面参与。

四、HACCP 体系对食品质量与安全的控制

(一)实施 HACCP 的基础

良好生产规范(GMP)和卫生标准操作规程(SSOP)是建立 HACCP 的前提性条件或支持程序。HACCP 的支持程序一般都要符合政府的卫生法规、各行业的生产规范、良好生产规范(GMP)和卫生标准操作规程(SSOP)。通常,HACCP 的支持程序主要涉及以下几方面。

1.清洁。清洁程序是食品生产过程中影响食品安全的一个关键因素。

2.校准。校准程序可以保证使用的检验工具、监测设备或测量仪器等得到精心维护,从而确保这些监测工具的测量精确性。

3.虫害控制。虫害控制程序对生产安全、优质食品是非常重要的。虫害控制要求建立完备的文件和记录。

4.人员培训。负责 HACCP 方案制订、验证和审核的人员必须经过培训。培训内容要用文件的形式记录并保存下来。

5.产品的标志和可追溯性。产品的标示内容应包括产品描述、级别、规格、包装、最佳食用期或者保质期、批号、生产商。可追溯性包括两个基本要素:一是能够确定生产过程的危害输入种类(如杀虫剂、除草剂、化肥等)和输入来源;二是能够确定产品的去向。针对发生安全危害的主要原因来采取相应的纠偏措施。

6.挑选合格供应商。向所有供应商提供本企业的标准采购说明书,明确对采购原材料的要求标准并以文件的形式记录和保存。

7.生产操作手册。包括良好生产规范(GMP)、卫生标准操作规程(SSOP)和作业指导书。

(二)实施HACCP的步骤

食品种类不同,食品加工条件、生产工艺、管理水平和生产人员素质等也存在差异,因此,不同食品企业制订的HACCP计划也就不同。目前,还不存在一个成熟完备的方法适用于所有食品的HACCP监控。各企业都是结合本企业的实际情况来制订本企业的食品HACCP计划。

以下步骤1~5可看作是预备工作,步骤6~12是正式步骤。

步骤1:组建HACCP小组。为保证HACCP方案的顺利实施,应由训练有素、专业面广的成员组成HACCP小组。HACCP小组成员应该首先接受正规培训。

步骤2:进行产品说明。产品说明应包括产品的具体营养成分、物理或化学特性、包装、安全信息、加工方法、储存方法和食用方法。

步骤3:明确产品用途。产品用途是指所预期的最终消费者对该产品的食用方法。明确产品用途时特别要注意那些特殊敏感人群,因为有些对正常人来说食用安全的食品可能会给特殊敏感人群造成危险。

步骤4:绘制流程图。加工流程图是用简单的方框或符号,清晰、简明地描述从原料接收到成品储运的整个加工过程(包括相关配料等辅助加工步骤)。绘制流程图的时候,为保证流程图的现实性,最好有现场工作人员参加提供生产细节。

步骤5:现场验证流程图。流程图的精确与否对危害分析的正确性和完整性非常关键。对流程图中列出的步骤必须亲临加工现场进行验证。

以上5个步骤可以看作是制订HACCP计划的预备步骤,也可以看作是制订HACCP计划的前期准备工作。以下是根据HACCP的7个基本原理(进行危害分析,确定预防措施、确定关键控制点、确定关键限值、监控关键控制点、确定纠偏步骤、建立审核程序、建立记录和文件管理系统)实施的7个步骤。

步骤6:进行危害分析,确定预防措施。目前,将危害因素分为生物性、化学性、物理性和品质危害4类。生物性危害包括细菌、毒素的危害及影响这些生物性危害的因素。化学性危害包括各种化学污染。物理性危害包括各种物理性污染。品质危害包括不符合消费者要求的食品品质及环境危害、动物待遇、操作危害、职业和安全危害等。品质危害一般不会引起消费者生病或受到伤害(如环境中的臭味、虐待动物、设备故障导致品质差异问题等)。

步骤7:确定关键控制点(Critical Control Point,CCP)。CCP对控制食品安全是非常重要的,CCP数量取决于食品种类或食品生产工艺的复杂性、性质和范围。食品生产过程的CCP主要有操作人员与环境卫生条件、产品配方控制、特殊卫生措施、冷却、杀菌、交叉污染等。

在制订HACCP计划时,通过树状决策图帮助寻找CCP。值得注意的是,CCP的控制对象是产品,由于加工过程的特异性,对于已经确定的CCP,如果出现工厂位置、原料配方、加工过程、仪器设备、卫生控制、其他支持性计划以及用户的改变等情况,都可以导致原来的CCP完全改变。

步骤8:确定关键限值。关键限值起到决定产品的安全与否、质量优劣与否的重要作用。

在实际生产过程当中,建立操作限值也是确保产品安全的一项重要措施。这是因为,操作限值与关键控制限值相比,是一种更加严格的限值标准,实际工作中能够切实起到降低发生偏差危险的作用。

步骤9:监控关键控制点。监控就是按照事先制订好的HACCP计划进行观察或测量并以此判定一个CCP是否处于控制之中,要准确真实地进行记录监控,用于以后的验证和文件管理。监控有现场监控和非现场监控。

步骤10:确定纠偏措施。纠偏措施是针对CCP的关键控制限值所出现的偏差而采取的专门程序或行动。每一个CCP都应该有一个甚至多个纠偏措施以保证HACCP体系的正常运转。

步骤11:建立审核程序。审核是检查整个HACCP体系是否有能力保证企业生产出符合规定的、安全的、高品质的食品以及HACCP的各项控制措施是否得到贯彻执行。

步骤12:建立记录和文件管理系统。保存准确的记录是HACCP体系的关键部分,所有记录都要求在现场实际工作时完成,严禁事后补写。

第三章　食品安全监测抽检

第一节　食品安全风险监测

一、食品安全风险监测工作目的和意义

(一)食品安全风险监测工作的目的

第一,开展国家和地方已知重要食品中主要污染物及有害因素的监测,获得一段时间内食品中主要污染物及有害因素监测数据,掌握其在食品中污染水平和变化趋势,全面评价食品安全状况。

第二,确定危害因素的分布和来源,发现并掌握各食品生产、流通和消费环节的食品安全隐患,满足食品安全风险评估工作的需要。

第三,掌握国家或地区辖区范围内主要食源性疾病的发病及流行趋势;及时发现食品安全风险和食源性疾病暴发隐患,进行风险预警及采取相应的风险管控和监管措施,降低食源性疾病发病率。

第四,满足食品安全标准工作的需要,为制修订食品安全标准提供充分的、可靠的数据支持,为评价食品生产经营企业的污染控制水平与食品安全标准的执行情况和效力提供科学依据。

第五,掌握食品污染及有害因素在不同地理特点、经济发展水平地区和城乡的分布特点以及对食品安全的影响,为地方政府开展食品安全科学监督和立项整治提供有力的依据。

第六,为食品生产经营企业和监管部门控制食品污染提供技术指导,为评价监管效果提供技术依据。

(二)食品安全风险监测工作的意义

食品安全风险监测工作与食品安全检测不同。食品安全检测是一项技术活动,是技术人员通过设备、仪器等对食品中某些成分以及微生物、重金属、化学物质等污染物进行检验测量,并提供数据和结果的技术性行为,以判断是否符合标准及是否存在危害为目的。

食品安全风险监测也不同于食品安全监督抽检。食品安全监督抽检是为了解决食品安全中的突出问题,而针对某些食品品种、某些污染物而展开的抽样检测活动,并对违反食品安全标准和法律要求的企业进行出发的行为。

食品安全风险监测是为了系统地收集、分析和评价食源性疾病,食品污染及有害因素数据和防止食品污染及有害因素对公众健康造成危害的过程,我国的卫生、农业、商务、食品药品监督等相关部门近年来开展了大量与食品安全相关的监测与监督抽检工作,这些数据为科学评估我国的食品安全现状、掌握影响我国食品安全质量的关键食品和指标,为各环节科学地开展食品安全管理提供了依据,为制定科学合理的食品安全标准提供了技术基础。

近年来,非法添加和滥用食品添加剂现象层出不穷,诸如"瘦肉精"、苏丹红、吊白块等违禁物质被非法添加,防腐剂、甜味剂、着色剂和抗氧化剂等食品添加剂过量和超范围使用,不但对我国消费者的健康造成一定威胁,而且已经成为我国食品出口贸易的明显障碍。通过对各种食品添加剂和非食用物质进行全面监测,及时发现隐患,可以为预防和控制由此造成的食品安全事件和净化市场提供技术保障。

由微生物引起的食源性疾病越来越成为一个重要的公共卫生问题。1998年,发展中国家(不包括中国)约有180万儿童死于微生物性腹泻,其中绝大部分源于水和食物。发达国家每年约有1/3的人受食源性疾病危害。由微生物危害导致的食源性疾病不断增加,原因十分复杂,但都与世界的快速变化有关。对食品中微生物敏感的人群日益增加。农场生产模式的改变、食品流通的广泛性、发展中国家对肉、禽的需求量增加等因素都是导致食源性疾病发病率升高的潜在原因。有效控制食源性疾病必须以评估食源性风险和食源性疾病的信息为基础,我国目前尚缺乏完善有效的食源性疾病监测网络,建立科学的食源性疾病监测体系是开展风险评估、制修订食品安全标准,控制和降低食源性疾病发生的基础。

二、制订食品安全风险监测计划

(一)制订食品安全风险监测计划的关键点

从国际及发达国家和区域组织的食品污染物监测体系以及我国卫生计划委员会、国家食品药品监管总局和农业部组织开展的食品污染监测和食源性疾病监测工作情况来看,任何监测体系都要经历从成立、发展到成熟的阶段。每个国家和地区的监测形式,是多部门共同参与,还是单独一个部门统一负责,是按项目类别分别监测,还是全囊括到一个监测项目中都是源于每个国家和地区实际情况和食品安全监管特点辖区面积、人口数量、经济状况和政府职能等而定的。制订好食品安全风险监测计划,必须要重视以下几点。

1.目的明确。没有目的或者漫无目的地监测会导致监测行为的偏离和失常,目的决定了监测的方向和监测的实施方案。除了要有宏观目的外,具体目的也尤为重要,直接决定监测方案中的执行内容。比如,目的是加强食品安全监管,有效控制食品安全事件频发的话,监测的采样方式其目的明确,针对性强,就不可能是采用无偏倚采样;若目的为收集污染物信息,结合食品消费数据进行暴露评估的话,那么采样形式最好基于统计学原理进行无偏倚的采样。若两者结合,那么监测的类型也要丰富,需要多种监测类型共同执行,相互支撑。

2.指导方针明确。监测方案需要有相应的指令法规,规章条例或者手册指南作为监测实施过程中的指导方针。比如,欧盟的监测方案就是在一系列指令法规下进行的,德国的食品安全风险监测也是要严格履行该国的食品安全法。我国除《食品安全法》和《食品安全法实施条例》外,五部门联合制定了《食品安全风险监测管理规定(试行)》,卫生计划委员会制定了《食源性疾病管理办法》、国家食品药品监管总局《食品安全抽样检验管理规范》,皆是制订食品安全风险监测计划和实施食品安全风险监测工作的指导性文件。

3.实施计划周详。监测的实施计划要详细周全并具有可行性,无论是从采样、运输、实验室分析、质量控制、结果查处、报告发布,各环节都要经过缜密考虑:在采样环节,要考虑到季节、地理和样本的采集量对数据结果产生的波动性影响;运输阶段要考虑到运输的时间和方式对数据结果产生的影响;实验室分析要考虑到各地区实验室能力和容量问题,这牵涉到财力、物力和人力等因素;质量控制需要考虑质控工作的严密性和反映问题的实质,以及后继技术能力辅助等工作;结果的查处要考虑到结合监测目的,进行数据的筛选、统计指标的选择和数据的分析;报告发布要考虑到数据的公开程度、共享程度及其发布后对相关利益群体的影响。任何环节都要结合实际情况进行计划,从采集的样本数量、覆盖的监测食品和污染物项目、结果产出地等方面都要根据实验室的技术水平、容量大小以及采样人员的素质和数量来决定。

4.过程控制反馈。在监测的实施过程中,需要对实施过程进行督导和评价,以防止监测过程中出现或多或少的问题,导致偏离既定监测目的。

5.持续长期积累。监测工作是长期的、滚动的项目,不可能一蹴而就,需要经历较长的时间,进行原始数据和监测工作的累积,才可能有更新的认识和领悟,更灵活地把握工作的方向。

(二)制订食品安全风险监测计划的原则

鉴于食品安全风险监测工作是一项科学性强、组织严密、运行复杂的系统工程,涉及监测点、监测食品种类、食品污染与有害因素监测项目的合理选择,需要按规定的统一方法进行样品采集、检测、数据上报、质控和数据统计,因此食品安全风险监测计划的制订和实施必须科学、合理,国家监测计划应尽可能建立起覆盖全国各省、市(地)、县级并逐步延伸到农村地区的监测网络体系,而地方监测方案则应兼顾辖区域食品生产供应特点和居民食品消费结构,在完成国家监测计划指定任务的同时,结合本行政区域的具体情况,制订、调整本行政区域的食品安全风险监测方案。食品安全风险监测计划和方案制订的原则包括以下几点。

1.明确各级监测机构职责。《中华人民共和国食品安全法》(2015年修订)第十四条规定:国务院卫生计生部门会同国务院食品药品监督管理、质量监督等部门,制订、实施国家食品安全风险监测计划。国务院食品药品监督管理部门和其他有关部门获知有关食品安全风险信息后,应当立即核实并向国务院卫生计生部门通报。对有关部门通报的食品安全风险信息以及医疗机构报告的食源性疾病等有关疾病信息,国务院卫生计生部门应当会同国务院有关部门分析研究,认为必要的,及时调整国家食品安全风险监测计划。省、自治区、直辖市人民政府卫生计生部门会同同级食品药品监督管理、质量监督等部门,根据国家食品安全风险监测计划,结合本行政区域的具体情况,制订、调整本行政区域的食品安全风险监测方案,报国务院卫生行政部门备案并实施。

2.监测点和哨点医院的确定和选择。我国地域辽阔,气候条件多样化,人口众多,不同地区间经济发展程度参差不齐,人民生活水平和饮食习惯差异很大;在各省份内也存在类似情况。上述因素将直接影响我国不同地区的食品污染状况和当地居民污染物的暴露水平。因此在制订食品污染物及有害因素监测计划时,必须充分考虑以下因素选择监测点。

(1)地理、地质和气候因素:地理、地质和气候因素直接影响农产品的种植情况和污染状况,不同的地理、地质和气候条件下种植的农产品污染物种类和污染水平不同,在选择食品污染物及有害因素监测点时,要充分考虑覆盖各种地理、地质和气候条件的地区。

(2)人口分布:我国人口众多,在选择监测点时,该监测点所能覆盖人口数的多少应作为优先考虑的因素之一,有条件的话可以按照一定的人口比例设立监测点。

(3)经济发展水平:我国和各省区域内的经济发展水平差距很大,而不同经济水平发展不同直接影响食品(特别是加工食品)的消费情况,因此,在选择监测点时应尽可能覆盖各种经济水平的地区。

(4)工业生产和环境污染情况:工业生产导致环境污染,通过生物链造成食品污染。在选择监测点时应充分考虑当地工业生产和环境污染对食品(特别是初级农产品)的影响。

(5)监测点和采样点的固定化:经过适当运行的监测点和采样点可以固定,以后每年均在此区域的此采样点采集样品,以便收集和分析食品污染的变化趋势。

(6)监测技术机构的能力:食品污染及有害因素监测数据的准确性与参与监测的实验室直接相关,为了保证监测数据的可靠性,实验室的软、硬件条件和规范管理是至关重要的。

(7)哨点医院的选择。是指特别设立的一些重点监测、控制和治疗流行病或者传染性疾病,并具备以上能力的医院。会指定专门部门和人员负责收集门诊和住院腹泻病人的症状与体征记录、临检结果。

3.监测内容的确定。

(1)食品污染及有害因素项目选择,确定年度监测项目应重点考虑以下几方面:①根据我国和本地区近年来食品污染及有害因素监测网工作的多年监测数据;②健康危害较大、风险程度较高以及污染水平呈上升趋势,易于对婴幼儿、孕产妇、老年人、病人造成健康影响的;③在我国产量大、流通范围广、消费量高和以往在国内导致食品安全事故、受到消费者关注、我国各食品安全监管部门在日常监管中发现有问题倾向的;④已在国外导致健康危害并有证据表明可能在国内存在的;⑤涵盖食品生产、流通和餐饮服务各环节。

(2)监测食品种类的选择依据:监测计划中污染物监测规定了各项目的监测食品,有些项目具体到食品品种,有些项目仅要求了食品类别,对于前者可以直接按照计划要求采集相应的食品,对于后者,监测计划中对某些项目规定了采集食品品种的比例,有些没有具体要求需要按计划严格执行。确定采样品种时:一方面要符合计划的要求;另一方面要与当地的食品生产、消费情况相结合,选择主要的食品品种。对于有季节变化的食品,在不同季节采样时,选择当季的主要品种。

(3)各类食品检测数量的确定:按照检测样品的代表性和统计学意义上的要求进行计算,并根据实际监测能力的要求确定。样本量是指每个省、自治区、直辖市应该检测的食品的份数。当采用简单随机抽样的方法抽样时,样本量的计算公式如下:

$$n_0 = \frac{\left(Z_{\alpha/2}\right)^2 p(1-p)}{L^2}$$

式中:n_0——最小样品量;

p——以往监测或参考文献报道的检出率或超标率;

$Z_{\alpha/2}$——选定的可信限所对应的 Z 值,一般采用95%可信限的对应值(1.96);

L——要求的准确度(或容许误差)。

由公式得到的样本量在考虑到样本代表性的基础上,应适当扩大样本量,通常为3倍。各省、自治区、直辖市监测样品的数量可在国家计划的基础上，根据监测区域中的居民数量、食品消费量特点、抽样区域地域特点以及以往监测中反映出的问题进行适当地调整。

（4）抽样时间、监测频次确定：食品污染和有害因素监测应根据监测物质种类特点及与季节的关系、食品安全风险评估以及处置突发性公共卫生事件等需求，确定各类监测样品的采样时间，监测频次。

4.食品安全风险监测形式。

（1）常规监测：常规监测的主要目的是了解和评价食品安全总体状况和污染趋势、及时发现食品安全问题和隐患。常规监测遵循问题导向性和样品代表性原则，在相对固定的采样点及相对固定的时间开展连续性监测。

（2）专项监测：专项监测的主要目的是及时发现和溯源食品安全隐患，为食品安全科学监管提供依据线索；或针对既往监测中提示的食品安全隐患和社会关注热点，基于风险评估、标准制（修）订、风险管理措施评价等需要，专门设计方案进行监测。

（3）应急监测：针对突发食品安全事故和重要舆情反映的食品安全问题等，组织人员在尽可能短的时间内完成特定食品和指标的监测，为应急处置、媒体应对和食品消费的正确引导提供依据。

三、食品安全风险监测组织实施

（一）监测技术机构的遴选和确定

1.指定监测技术机构程序。省级卫生行政部门会同相关部门根据历年监测计划、监测方案中监测工作任务和辖区监测技术机构能力及质量管理体系运行情况等因素，指定监测技术机构，并报国家卫生计生委和国家食品安全风险评估中心备案。

2.监测技术机构。可以独立或同时承担采样、检验、数据审核等监测工作。

3.监测检验技术机构。应至少具备如下条件：①获得有效的食品检验机构资质认定证书的独立法人资格；②具有与监测任务相适应的检验能力。承担的监测检验任务应在《食品检验机构资质认定证书》能力附表范围内；否则应由省级疾病预防控制中心通过室间比对(质控考核、测量审核、实验室间比对、结果验证)等方式确认其能力;③将监测工作质量管理纳入该机构质量管理体系,保证质量管理体系持续有效运行;④配置与监测任务相适应的设备、标准物质(菌种)、关键试剂等物质;配备与监测任务相适应的人员,并经相应的技术培训并评价合格后上岗。

4.监测采样技术机构。应至少具备如下条件:①具有独立法人资格;②将监测工作质量管理纳入该机构质量管理体系,保证质量管理体系持续有效运行;③配备与监测任务相适应的人员,经相应的技术培训并评价合格后上岗。

5.数据审核机构。应至少具备如下条件:①获得有效食品检验机构资质认定资格;②了解本地监测检验技术机构检验质量情况;能够对监测采样和检验技术机构组织监测工作质量监督;参与省级卫生行政部门组织的监测工作督导检查;组织质控考核、结果验证、实验室间比对活动;③机构派员参与国家级食品安全风险监测技术培训,获得省级师资资格;④机构参加国家食品安全风险评估中心组织的质控考核并获得满意结果。

(二)制订抽样计划的原则

1.抽样点的选择。采样地点是指在监测点采集样品的具体地点,如某个超市、农贸市场等。对于网购,一个卖家作为一个采样地点,可以是一个电子商城,也可以是一个淘宝店铺;有些电子商店虽然依托商城,如京东商城,但其经营相对独立,这种情况要以特定的卖家作为一个采样点,并且说明所驻扎的商城。监测计划中明确规定了监测项目的采样环节或地点类型,根据当地食品生产、消费情况,合理选择采样地点以及分配样本量。选择采样地点时,首先对采样环节包括的各类型场所进行全面调查,了解各场所的消费人群、数量、规模、位置等信息,选择代表大多数人消费的场所进行采样。

2.抽样时间。监测计划明确规定了每个项目的截止上报时间,样品采集、检测和上报必须在此时间之前完成。在符合计划要求的前提下,还要根据具体的项目,合理安排采样时间。对于水果、蔬菜等季节性供应波动明显的食品,要合理分散采样时间;对于新鲜贝类中的贝类毒素,其高危时间在夏季前后,应在高危时间采样。微生物监测要求按照季度完成。

3.抽样记录。采样过程中要对每份样品进行采样信息记录,填写样品信息记录表。如果条件允许,尽可能在采样现场完成登记,如果不能,则必须在样品标签上填写登记表要求的全部内容,采样当天完成采样信息登记表。采样信息登记表随样品一起移交至实验室。

4.样品采集的基本原则。

(1)采样过程:①采样人员在采样前要与实验室人员沟通,双方确定采样任务,明确样品及相关物品的交接;②采样人员根据本地的采样计划确定采样场所,准备采样所需的材料、工具等;③采样人员到达采样场所后按计划采样,按照要求填写采样信息登记表,进行样品包装、标识、运输等;④如由于客观原因导致无法完成采样任务,要进行详细记录,并与采样、实验室等相关人员及时沟通;⑤采样完成后,在规定的时间内将样品、采样信息登记表一并移交给指定的实验室人员,实验室人员按照要求保存样品。

(2)采样人员:①采样人员要熟悉本地区的采样计划,在采样前应详细了解被采集样品的特性以及采样要求;②各监测技术机构应指定一名具有高级职称的专业人员作为本区域采样负责人,全面负责本区域的采样工作,制订本区域的采样计划,对本区域的采样人员进行备案,组织本区域的采样人员进行技术培训;③采样应由2名及以上采样人员同时完成;④采样人员应为县级及以上监测单位从事食品安全工作的专业技术人员,具有相应的专业技术工作经验;⑤采样人员应经过专门培训后方可开展采样工作,各单位采样人员应相对固定,名单上报各省级地区的样品采集负责人备案,更换采样人时,提前以书面形式通知本区域的采样负责人并征得其同意,应由原采样人对新换采样人进行培训,并陪同采样至少1次,方可执行正常采样任务。

5.抽样量的要求。采样量受样品种类、性状、水分含量、可食部在样品中所占比例和监测项目等多种因素影响,原则上采样量应尽可能客观反映样品的污染状况并满足实验室检测的需要,同时在实际监测工作中具有可操作性。一般情况下,每份样品的采样量至少应满足下列规定:①散装产品根据水分含量和可食部的比例确定采样量,一般每份样品500~1000g;②定型包装样品同一批号(或生产日期)的食品为1份样品,每份样品的采样量不少于500g,单个包装重量250g以上的,每份样品采集3~4个包装,单个包装在250g以下的,每份样品采集5~8个包装;③采集样品时,一般每份样品一式两份,一份用于分析检验,另一份作为备用样品,按照样品保存的相关要求妥善保存。

(三)检验方法的选择和确证

1.检验方法选择。按照食品污染物及有害因素的监测要求,原则上应当优先选择最灵敏的国家标准检测方法,其定性和定量的准确度以及方法的精密度能够满足食品污染物和有害因素监测的要求,也可以选择比国家标准方法更准确、更灵敏的非标准方法,使用前需要进行验证确认。针对兽药、生物毒素和非法添加等项目可采用指定的基于免疫技术的快速检测方法进行粗筛,对于发现的阳性样品再采取必要的确证措施。

2.检验方法确认。监测检验机构应对每一个新方法,即使是标准方法,在正式投入使用前都要求进行方法确认和实验室验证,以确保该检测方法在本实验室能够得到正确使用。保证监测结果准确、可靠,具有可比性;确认合格则表明该方法可以用于监测工作,如果不合格则需要在对方法进行适当调整的基础上进行再确认,必要时做检验细则,以充分表明检测方法符合检测项目的技术指标要求。

验证内容包括方法的确证性、正确度、精密度、检测限、定量限、线性关系、耐变性和系统适用性等。具体包括仪器及仪器参数、试剂、系统适用性试验、供试品溶液制备、对照品溶液制备、测定、计算等。

(四)监测样品的留样及处置

食品安全风险监测采集样品时,一般每份样品一式两份,一份用于分析检验,另一份作为备用样品,按照样品保存的相关要求妥善保存:①留样时原则上是3个月。对于检测超标或问题样品,依据相关规定处理;②当送样量不能满足留样要求时,在保证分析样用量后,全部用作留样;③及时按相关规定处理超过保存期的留样,做好处置记录。

五、食品安全风险监测质量控制

为了确保监测工作质量,必须进行实验室质量控制。实验室质量控制工作包括内部质量控制和外部质量控制。

(一)内部质量控制

检验机构在开始样品检验前或检验中,应利用下列方式开展内部质量控制:①有证标准物质加标回收试验或质控样品检验及评价(质控图);②平行样检验及质量评价;③人员比对及评价(如果多人参与同一检验);④设备比对及评价(如果多台设备用于同一检验)等内部质量控制活动,提供相关记录;⑤空白、阴性、标准菌株或质控样品检验。

(二)外部结果质量控制

1.参加国家相关专业机构组织的质控考核。

2.参加省监测中心组织的质控考核、结果验证和比对活动。

3.鼓励参加FAPAS或者国家合格评定委员会组织的与污染物及有害因素监测相关的能力验证或比对。对于达不到要求,考核不过关的实验室原则上应退出监测系统。

六、食品安全风险监测结果分析研判

第一,对于收集到的食品安全风险监测结果,首先可参考国家相关标准进行合格性判定,以便获得污染情况或污染水平的整体印象。

第二,对于没有国家相关标准的监测项目,可参考既往或国际监测结果进行比较。

第三,对于检测发现的污染和危害严重的项目,可参考相关标准或健康参考值等,开展暴露评估。

七、食品安全风险监测不合格和问题食品处置

第一,各级监管部门以及各承检机构应按照职责分工,根据相关要求对监测发现的问题食品进行核实、处置、通报和上报。属于限时报告问题食品的,核查处置工作应在24h之内启动。

第二,市局执法总队开展承检机构上报的问题食品相关信息的审核,并及时将审核结果反馈市局协调处。

第三,市局协调处接到承检机构和市局执法总队上报的问题食品信息后,如问题食品属于本市生产、流通、餐饮环节的,应根据所属环节,及时将《食品安全抽检监测问题食品信息及核查处置反馈表》通报市局食品生产处、食品流通处、食品餐饮处等相关处室。如问题食品生产经营者涉及其他省份的,应函告相关省级食品药品监管部门。

第四,市局食品生产处、食品流通处、食品餐饮处接到问题食品通报后,应按辖区及时将问题食品通报情况和相关检验报告通报所在地分局,并指导督促各分局及时开展问题食品调查核实和处置工作,并汇总后续处置情况报送市局协调处。

第五,各区局接市局相关处室问题食品核查、处置等情况通报后,应按规定开展核查处置工作。对问题食品中含有非食用物质或其他可能存在较高风险的,核查处置工作应在24h之内启动。各区局应将问题食品后续处置情况按环节报送市局相关处室审核。

第六,属于重大的、涉及外省市或跨省市的、带有系统性、区域性风险等的监测结果、市局及时将相关情况上报总局。如监测结果影响仅限于本市的,市局按照有关规定定期发布。

八、食品安全风险监测信息传报

第一,各承检机构在完成抽样后,应先行将抽样信息通过市局"食品安全风险监测管理系统"上报。各承检机构应按规定的检验方法开展样品检验,完成检验后,应及时将问题食品检验结果以《食品安全抽检监测问题样品信息表》格式报送市局协调处和市局执法总队;发现问题食品中含有非食用质或其他可能存在较高健康风险的(以下简称限时报告问题食品,具体情形另行规定),应在确认检验结果后24h之内报告。经市局协调处和市局执法总队审核反馈后,应及时将检验结果通过上述系统上报。各承检机构及时完成当月样品检验、复核和确认,并将检验结果通过市局"食品安全风险监测信息管理系统"上报。节令性食品的检验结果应在节前15日内上报。

第二,市局执法总队应及时审核承检机构报送的监测结果,完成监测结果汇总分析,并上报市局。其中,I级食品监测结果每月汇总分析,当月30日前上报,II级食品监测结果每季度汇总分析,季度末月30日前上报,III级食品监测结果每半年汇总分析,半年末月30日前上报。专项和应急监测结果应及时分析上报。

第二节　食品安全监督抽检

食品安全监督抽检(以下简称"监督抽检")是指食品药品监督管理部门在日常监督检查、专项整治、案件稽查、事故调查、应急处置等工作中依法对食品(含食品添加剂、保健食品)组织的抽样、检验、复检、处理等活动。

监督抽检作为日常监督管理的手段之一,常用于检查评价食品是否符合国家食品安全标准。监督抽检工作必须按照《中华人民共和国食品安全法》、国家食品药品监督管理总局《食品安全抽样检验管理办法》等相关规定的程序和要求进行,任何一个环节出现问题都可能导致检验结果出现偏差,以至于不能准确地评价整体产品的质量安全状况。

一、食品安全监督抽检的原则

食品药品监督管理部门在实施抽检中根据不同的目的,应遵循以下原则:①合法性。承担抽样和检验的机构及其人员、抽检的操作规程以及检测项目、频率、方法和出具报告的形式必须符合有关法律、法规、规章、标准和技术规范的要求;②客观性。抽检的样品是客观存在的,既没有受到外来的污染,又没有人为"减少"或者"增加",其结果能客观反映实际情况;③代表性。通过对代表性样品的采样检测,能真正反映被抽检对象的整体水平,即通过对具有代表性样品的监督抽检能客观推断全部被测产品、场所和环境的质量安全状况;④典型性。通过对典型样品的采样检测,能充分说明被测产品、场所和环境是否受到污染或者产品是否存在掺假掺杂。通常用于食物中毒、食品受污染等突发事件的调查;⑤及时性。抽检结果会随着时间而发生变化。检测结果能正确反映抽样当时的实际情况。在突发公共卫生事件调查中应在第一时间采集样品;在日常监督中,应在正常生产经营和服务时采集样品;采样后及时送检;⑥完整性。采取的样品在检测前,应确保数量不少、封装完好、标记清晰。

二、食品安全监督抽检的基本要求

第一,监督抽检实行抽、检分离制度。抽样任务主要由当地食品药品监管部门或其执法机构负责。检验任务主要由依法取得资质认定的食品检验机构负责。食品药品监管部门也可委托具有法定资质的承检机构承担食品安全抽样工作。

第二,监督抽检的抽样人员在执行抽样任务时应当出示监督抽检通知书、委托书等文件及有效身份证明文件,并不得少于2人,书面告知被抽样食品生产经营者依法享有的权利和应当承担的义务,在被监督抽检者的陪同下进行样品的采集。案件稽查、事故调查中的食品安全抽样活动,应当由食品安全行政执法人员进行或者陪同。承担监督抽检抽样任务的机构和人员不得提前通知被抽样的食品生产经营者。

第三,采集样品的种类、数量、来源等应按照抽检计划的规定进行,保证采集的样品符合要求。由抽样人员从食品生产者的成品库的待销产品、食品经营者销售的食品、餐饮服务提供者使用或销售的食品中抽取。至少有2名抽样人员同时现场抽取,不得由被抽样单位自行提供。监督抽检的抽样数量原则上应当满足检验和复检的要求。

第四,采集的样品注意应在保质期内,尽量抽取保质期于3个月以上的产品(保质期限不足3个月的除外);采集的样品应注意包装完整、无破损、未被污染。

第五,采集的样品要与抽检计划规定的采样品种一致,监督员在采样前要详细阅读抽检计划及规定采集品种的定义,以避免对产品类别分辨不清,错误采取非规定种类产品。

第六,采集样品应避免受到污染或品质受影响,并遵守被监督抽检人的卫生、安全规定。

第七,抽检产品样品、环境和场所等非产品类样品的,监督抽检的抽样人员都应使用规范的抽样文书,详细记录抽样信息。记录保存期限不得少于2年。

第八,样品采集后应当现场封样。复检备份样品应当单独封样,交由承检机构保存。抽样人员应当采取有效的防拆封措施,并由抽样人员、被抽样食品生产经营者签字或者盖章确认。抽样人员可以通过拍照、录像、留存购物票据等方式保存证据。

第九,监督抽检的样品、抽样文书及相关资料应当由抽样人员携带或者寄送至承检机构,不得由被抽样食品生产经营者自行送样和寄送文书。

对有特殊贮存和运输要求的样品,抽样人员应当采取相应措施,保证样品贮存、运输过程符合国家相关规定和包装标示的要求,不发生影响检验结论的变化。

第十,监督抽检抽取样品应当支付费用。

第十一,不予抽样的情形:抽样时,抽样人员应当查看被抽样单位的营业执照,以及食品生产许可证、食品流通许可证、餐饮服务许可证等相关法定资质,确认被抽样单位合法生产经营,并且拟抽检监测的食品属于被抽样单位法定资质允许生产经营的类别。遇有下列情况之一且能提供有效证明的,不予抽样:①食品抽样基数不符合实施细则要求的;②食品标签、包装、说明书标有"试制"或者"样品"等字样的;③有充分证据证明拟抽检监测的食品为被抽样单位全部用于出口的;④食品已经由食品生产经营者自行停止经营并单独存放、明确标注进行封存待处置的;⑤超过保质期或已腐败变质的;⑥被抽样单位存有明显不符合有关法律法规和部门规章要求的;⑦法律、法规和规章规定的其他情形。

第十二,案件稽查、事故调查、应急处置中的抽样,不受抽样数量、抽样地点、被抽样单位是否具备合法资质等限制。

第十三,发生食品安全事故时,应立即赶赴现场、及时采样并送检。

三、抽检工作程序

(一)抽检前的准备工作

第一,抽样单位应对参与抽样工作的抽样人员进行培训,包括学习《中华人民共和国食品安全法》《食品安全抽样检验管理办法》等相关法律法规、食品安全标准以及监督抽检的相关要求。

第二,抽检人员应了解监督抽检目的,明确被抽检食品的品种、样品的件数、每件样品的数量、检验项目等要求,特别要弄清被抽检食品种类的含义。

第三,根据抽检要求做好采样工具、容器、仪器设备、材料和试剂的准备工作;待抽检的食品有特殊保存要求的,要带好保温箱;采样过程需无菌操作的,应带好工作衣帽、酒精灯等用具。

第四,工具与容器应保持清洁干燥,需要做微生物检验的,应预先经灭菌消毒处理。

第五,准备监督抽检文书,文书包括抽样单、现场检查笔录、监督抽检告知书等。

(二)样品的分类

1.客观样品。在经常性和预防性食品安全监督管理过程中,为掌握食品安全质量,对食品生产、流通环节和餐饮环节的产品、原料、场所和环境进行定期或不定期抽样。这种抽检是在未发生不符合食品安全标准或要求的情况下,按照指定的计划进行随机化抽检。

2.选择性样品。对可能不合格、受到污染、发生突发公共卫生事件、污染事故、举报投诉的产品、原料、场所和环境,要查明原因、范围、程度,而有针对性地、在不同场所选择可疑或典型样品进行监督抽检。

(三)样品的采集

采样应遵循无菌操作程序,采样工具和容器应无菌、干燥、防漏、形状及大小适宜。

1.散装样品。

(1)液体或半液体:采样前,先检查样品的感官性状,均匀后再采样;难以搅拌均匀的,按容器的高度(深度)等距离分为上、中、下三层,在四角和中间不同部分三层中各取同样量的样品混合后供检验使用。

(2)固体(颗粒或粉末):采用分区、分层、分点采样法。每个区域面积一般为50m²,区内设"梅花"采样点,然后分层采样,经混合后,取检验所需样品。

2.大包装样品。

(1)液体或半液体:混合均匀的,按比例从大包装中采样,经混合后,取样;混合不均匀的,按比例从大包装的不同层中采样,经混合后,取样。

(2)固体(颗粒或粉末):按比例从大包装的不同层中采样,采用"四分法"分取平均样品。无论哪种采样,如样品数量较多,都应混合均匀,用四分区法平均样品。

3.小包装样品。按照生产日期、班次或批号,按比例随机取样。

4.其他食品。

（1）肉类：同质的肉类按照上、中、下的采样原则，不同质的先分类后分别取样，也可以根据要求重点采集某一部位。

（2）鱼类：同质鱼堆在四角和中间分别采样，尽量从上、中、下三层抽取有代表性的样品。一般鱼类，都采集完整的个体。

（3）果蔬：体积较小的（葡萄、草莓等）可采集若干个整体作为样品；体积较大的（西瓜等）可按成熟度及个体大小组成比例，对个体按生长纵轴剖分4份或8份，选取对角线的2份。

（4）体积蓬松的叶菜类：由多个包装分别抽取一定数量作为样品。

5.物体表面。涂抹法、纸片法或洗涤法取样。

6.食物中毒事件的样品。根据现场的具体情况进行，食物中毒时间样品的采集数量不受常规数量的限制，以满足食物中毒原因判定的检验要求为前提，视样品种类而定。采集样品时，要注意无菌操作，防止污染，目的明确，重点突出。

（四）无菌操作采样

食品安全监督抽检经常需要做到无菌采样。无菌采样的用具和容器应无菌、干燥防漏，形状及大小适宜，使用前需用专用纸或布单件包装，事先经高压灭菌处理。监督抽检的采样过程中应严格遵循无菌操作程序。

1.操作步骤。采样人员洗手消毒，穿隔离衣，戴口罩和灭菌手套；用75%酒精消毒样品包装的开口处，然后打开样品容器；用灭菌采样用具采集样品；在火焰旁打开采样容器，将样品从样品容器中取出，在火焰旁放入采样容器；采样容器在火焰下燃烧开口处，加盖封口。

2.注意事项。尽量从未开封的包装内取样，大包装的要注意采样的代表性；预先包好灭菌的用具和采用瓶，采样时打开；一般为2人协作操作，一人负责取样，另外一人负责打开采样容器、包装、封口等。

（五）采样数量

根据检验目的和检验项目要求确定采样数量，兼顾考虑理化检验和微生物检验两个方面。一般每份样品不少于检验需要量的2倍，以供检验、留样备查之用。

1.微生物学检验样品需要量。一般每份样品不少于250g,液体不少于250mL,国家标准有特殊规定的,依据特殊规定确定采样量。其他特殊情况按照具体的检验项目需要和样品的具体情况适当增加或减少。

2.理化检验样品需要量。一般每份样品不少于500g;液体、半液体每份样品不少于500mL;250g以下包装的不少于6包。但应按照具体的检验项目需要和样品的具体情况适当增加或减少。

特殊情况下根据检验要求与样品的具体情况共同确定每件的数量。

(六)样品签封和编号

现场采样样品后,将采好的样品分别盛装在容器或牢固的包装内,在容器盖接处或包装上进行签封,贴上盖有抽样单位公章的封条,可以由采样人或采样单位签封,以防止样品被擅自拆封、动用及调换。每件样品还必须贴上标签,明确标记品名、来源、数量、采样地点、采样人及采样年月日等内容,微生物学检验样品还应标明采样时的温度。如样品品种较少应在每件样品上进行编号,其号应与采样记录和样品名称或编号相符。

(七)样品的获取方式

抽样人员应向被抽样单位支付样品购置费并索取发票及所购样品明细,可现场支付费用或先书面告知随后支付费用。样品购置费的付款单位由组织监督抽检的食品药品监管部门指定。

(八)监督抽检文书的制作

第一,抽样人员应当使用规定的抽样文书,详细完整记录抽样信息。抽样文书应当字迹工整、清楚,容易辨认,不得随意更改。如需要更改信息应当由被抽样单位签字或盖章确认。

第二,抽样单上被抽样单位名称应当严格按照营业执照或其他相关法定资质证书填写。被抽样单位地址按照被抽样单位的实际地址填写,若在批发市场等食品经营单位抽样时,应当记录被抽样单位摊位号。被抽样单位名称、地址与营业执照或其他相关法定资质证书上名称、地址不一致时,应当在抽样单备注栏中注明。

第三,抽样单上样品名称应当按照食品标示信息填写。若无食品标示的,可根据被抽样单位提供的食品名称填写,需在备注栏中注明"样品名称由被抽样单位提供",并由被抽样单位签字确认。若标注的食品名称无法反映其真实属性,或使用俗名、简称时,应当同时注明食品的"标称名称"和"标准名称或真实属性名称",如"稻花香(大米)"。

第四,被抽样品为委托加工的,抽样单上被抽样单位信息应当填写实际被抽样单位信息,标称的食品生产者信息填写被委托方信息,并在备注栏中注明委托方信息。

第五,必要时,抽样单备注栏中还应当注明食品加工工艺等信息。

第六,抽样单填写完毕后,被抽样单位应当在抽样单上签字或盖章确认。

第七,需要企业标准的,抽样人员应当索要食品执行的企业标准文本复印件,并与样品一同移交承检机构。

第八,抽样记录保存期限不得少于2年。

第九,抽样人员应将填写完整的抽样单、监督抽检告知书交于被抽样单位,并告知其所享有的权利和应承担的义务。

(九)样品运输与储存

监督抽检人员在运送样品的过程中,应对样品进行严密包装,以避免样品之间的交叉污染问题。采取的样品应严格按照其物理、化学、生物学等特性,或者其标签标识上注明的储运条件进行运输和贮藏,并及时送检,使其不发生影响检验结论的变化。需要冷冻冷藏保存的样品,应使用能达到规定温度的冰箱或冰袋进行传送。传送过程中对于易碎、易损样品包装应作特殊保护。涉及微生物检验的样品,样品采集后送到微生物检验室应尽量快速,最长不宜超过4h(定型包装样品标签标注为常温保存的样品除外)。采集样品到检验室要立即检验,如不能立即检验的要按照标识规定的贮存条件进行贮存,微生物检验样品还应做好样品运送工作记录,写明运送条件、日期(时间)及其他应用说明的事项。

(十)样品确认

监督抽检中发现有不合格食品的,食品药品监管部门应当在收到检验报告书5个工作日内通知被抽检的食品生产经营者。

对检验结论有异议的,被抽样食品生产经营者可以自收到食品安全监督抽检不合格检验结论之日起7个工作日内,向实施抽样检验的食品药品监管部门或者其上一级食品药品监管部门提出复检申请。在食品经营单位抽样的,被抽样单位或标称的食品生产者对检验结论有异议的,需双方协商统一后由其中一方提出。涉及委托加工关系的,委托方或被委托方对检验结论有异议的,需双方协商统一后由其中一方提出。逾期未提出申请的,视为抽样产品的真实性并承认检验结果。

(十一)复检备份样品的处理要求

监督抽检的检验结论合格的,承检机构应当自检验结论做出之日起3个月内妥善保存复检备份样品。复检备份样品剩余保质期不足3个月的,应当保存至保质期结束。

检验结论不合格的,承检机构应当自检验结论做出之日起6个月内妥善保存复检备份样品。复检备份样品剩余保质期不足6个月的,应当保存至保质期结束。

(十二)复检

第一,被抽检的食品生产经营者和标称的食品生产者可以自收到食品安全监督抽检不合格检验结论之日起7个工作日内,依照法律规定提出书面复检申请,并说明理由。复检机构与复检申请人存在日常检验业务委托等利害关系的,不得接受复检申请。

第二,复检申请人原则上应当自提出复检申请之日起20个工作日内向组织或者委托实施监督抽检的食品药品监督管理部门提交复检报告。逾期不提交的,视为认可初检结论。食品药品监督管理部门与复检申请人、复检机构另有约定的,从其约定。

第三,有下列情形之一的,复检机构不得予以复检:①检验结论显示微生物指标超标的;②复检备份样品超过保质期的;③逾期提出复检申请的;④其他原因导致备份样品无法实现复检目的的。

(十三)不需复检的异议处理

被抽样食品生产经营者对被抽样品真实性有异议的,或者对检验方法、判定依据等存在异议的,应当自收到不合格检验结论通知之日起5个工作日内,向组织开展抽检监测的食品药品监管部门提出书面异议审核申请,并提交相关证明材料。逾期未提出异议的或者未提供有效证明材料的,视同无异议。

组织开展抽检监测的食品药品监管部门应当对异议审核申请进行审核,并及时答复。

四、处理措施

(一)对抽检工作不配合的处理措施

被抽样单位无正当理由,对抽样工作不配合或者拒绝抽检监测的,抽样人员应认真取证,如实做好情况记录,告知拒检的后果。必要时,可依据《食品安全法》第一百三十三条、《食品安全抽样检验管理办法》第四十五条予以处罚。

(二)不合格食品生产经营者的行政处理措施

第一,及时向食品生产经营者送达书面通知,监督食品生产经营者依法采取封存库存不合格食品,暂停生产、销售和使用不合格食品,召回不合格食品等措施控制食品安全风险。

第二,对不合格食品生产经营者进行调查,并根据调查情况立案,依法实施行政处罚;涉嫌犯罪的,应当依法及时移送公安机关。

第三,监督不合格食品生产者开展问题原因的分析排查,限定期限完成整改,并在规定期限内提交整改报告。

第四,根据不合格食品生产经营者提交的整改报告开展复查,并加强对不合格食品及同种食品的跟踪抽检监测。

第五,复检结论表明食品合格的,应当及时书面通知被抽检人和标称食品生产者恢复生产、销售该批次食品。

第三节 食品安全快速检测

一、概述

(一)快速检测的概念

食品快速检测方法,指适用于食品安全相关项目的技术和产品,具有快速、简便、灵敏等特点。作为一种快速筛检可疑阳性样品的方法,一般来说,快速检测结果需要实验室标准方法确认后才能作为监督执法的依据,但其中部分快速检测方法,如温度、距离、尘埃离子计数等,经过计量认证后其结果可作为监督执法的依据。

食品安全快速检测可以广泛应用于食品生产经营企业审核发证参数检测、食品污染物筛检、重大活动食品安全保障、食物中毒可疑食品排查等。[①]快速检测有利于及时发现并处置食品安全隐患,提高监督员专业执法能力,提升食品安全保障水平,应当作为食品安全监督员的执法基本技能。快速检测也可应用于食品生产经营企业食品安全的自检把关,是企业落实食品安全主体责任的重要技术手段。

(二)快速检测的法律依据

《中华人民共和国食品安全法》第一百一十二条规定,县级以上人民政府食品药品监督管理部门在食品安全监督管理工作中可以采用国家规定的快速检测方法对食品进行抽查检测。对抽查检测结果表明可能不符合食品安全标准的食品,应当依照本法第八十七条的规定进行检验(监督抽检)。第八十八条规定,采用国家规定的快速检测方法对食用农产品进行抽查检测,被抽查人对检测结果有异议的,可以自收到检测结果时起4h内申请复检。复检不得采用快速检测方法。

(三)快速检测分类及硬件要求

1.快速检测分类。依据应用目标不同,快速检测的对象主要分为:生产经

---

①曹莉淙. 食品安全快速检测在食品生产加工企业中的应用[J]. 食品安全导刊,2022(1):136-138.

营条件及过程指标、食品品质指标、污染物和有害因素指标、食物中毒物质指标、非法添加和掺杂掺假指标等。部分典型的快速检测分类和项目具体如下。

（1）生产经营条件及过程：①环境洁净度（ATP）；②极性组分；③有效氯。

（2）食品品质指标：①酸价；②过氧化值；③碘含量；④电导率。

（3）污染物和有害因素：①甲醛；②二氧化硫；③砷。

（4）食物中毒物质：①有机磷和氨基甲酸酯农药；②亚硝酸盐；③甲醇；④瘦肉精。

（5）非法添加和掺杂掺假：①硼砂；②硫酸铝钾；③荧光增白剂；④罂粟（吗啡）；⑤酚酞；⑥西地那非。

2.快速检测硬件要求。基层监督所是开展食品安全快速检测的主力军，应设置专门的快速检测室。根据食药监财[2014]218号《食品药品监管总局关于印发食品药品监管乡镇（街道）排除机构办公用房建设指导意见的通知》，乡镇（街道）快速检测室应根据面积应达到50～60m²。快速检测实验室应具备空调、供电、给排水、通风、操作台等设施，配置冰箱、离心机、留样柜、样品前处理设备等基础设备，以及快速检测结果在线传输所需要的网络环境。具体内容如下。

（1）基础设备：①冰箱2个（180L以上，温度范围：-20～-10℃）；②便携式采样冰箱（包）5～10个；③净水发生器或蒸馏水发生器1个；④玻璃器皿若干套；⑤电脑和打印机各1台；⑥其他。

（2）样品前处理设备：①超声波提取仪1个；②均质器1～2个；进口或国产，其中1台为拍击式；③离心机1～2个（4000rpm以上）；④粉碎机1～2个；⑤混合器1～2个；⑥振荡器1～2个；⑦水浴箱1个；⑧电子天平2个（感量10mg，称量0～100g）；⑨电子移液器若干（包括多通道和单通道）。

（3）快速检测仪器：①ATP测量仪；②极性组分检测仪；③电导率仪；④砷检测管；⑤旋光光度计；⑥荧光增白剂检测仪；⑦中心温度计和环境温度计；⑧紫外照度计；⑨多功能食品安全快速分析仪；⑩其他。

（4）快速检测试剂盒：①测氯试纸；②酸价试纸；③过氧化值试纸；④碘含量试剂盒；⑤甲醛试剂盒；⑥二氧化硫速测试剂盒；⑦农药速测卡；⑧甲醛试剂盒；⑨瘦肉精胶体金检测板；⑩罂粟胶体金检测板；⑪酚酞试剂盒；⑫西地那非

试剂盒;⑬其他。

(四)快速检测工作的实施

1.抽样原则。针对社会关注的焦点、热点、难点以及食物链中容易发生问题的关键性环节,尤其是对人体危害较大、易造成食源性疾病的食品或环节进行筛检。可以在种养殖场所、储存运输环节、生产单位(包括小作坊)、流通单位(包括小摊贩)、餐饮单位等开展抽样检测。

2.检测准备。定期校准快速检测仪器设备,确认快速检测试剂盒和耗材的有效期,明确各种快速检测方法的检测范围等。出动流动检测车工作的,应在出发前检查车辆驾驶性能完好性和仪器设施完好性,包括实验用水、用电等。

3.检测实施。采样前尽量了解该批食品的原料来源、加工方法、运输保藏条件、销售中各个环节的卫生状况;如外地进入的食品应查验该批食品的有关证件、包括送货单、检疫证书、产品检验报告等,并对该批食品进行感官检查,填写《食品安全快速检测及处理记录表》。

如不能或不适宜在现场完成的快速检测,采样后将样品盛装在容器或包装袋内,签封编号,标记样品名称、来源、数量、采样地点、采样人、采样日期等内容,将样品带到流动检测车上或简易实验室后进行快速检测并记录。

开展快速检测时,尽可能同时进行阴性、阳性标准品的对照检测,作为快速检测的质控。

4.阳性结果处理。其主要内容包括:①若快速检测阳性样品没有平行样品,如操作台、碗碟等表面样品,不需要送平行样品至实验室进行确认,直接给予消除隐患或改进的建议;②若快速检测样品阳性指标本身为不稳定的、易降解、易挥发物质,如过氧化氢、有效氯等,不需送平行样品至实验室进行确认,直接给予消除隐患或改进的建议;③若快速检测样品阳性指标稳定,应当采集平行样进行监督抽检,委托有资质的食品检验机构进行复检;④若采用国家规定的快速检测方法对食用农产品进行抽查检测,被抽查人对检测结果无异议的,也未在规定时间内申请复检的,监督员可以按照相关规定进行后续处置。若被抽查人对检测结果有异议,并在规定时间内申请复检的,应按监督抽检程序和要求进行复检;⑤对于检出阳性样片中存在非食用物质以及其他严重危害人体健康的指标时,如检出瘦肉精、罂粟等,在送检实验室确认前可采取临时管控措施。

二、生产经营条件及过程

(一)环境洁净度(ATP)

1.检测背景。食品接触环节表面的洁净度与食品的卫生状况紧密相关。传统上采用菌落总数和大肠菌群作为指示菌反映食品接触环节表面卫生状况,需要采样后在实验室进行培养,步骤多,时间长,不利于及时发现食品生产经营过程中的卫生问题。通过荧光光度计检测ATP(三磷酸腺苷)反映环节表面残留的细胞数量,可以提示生产加工环节的环境洁净度也即卫生状况。

2.适用范围。用于食品生产经营单位食品接触环节表面清洁度的测量,尤其是洁净度要求较高的即食接触环节表面,如餐饮服务单位清洗消毒后处于备用状态的餐饮具、工用具等。

3.基本原理。ATP存在于所有活细胞体内,是细胞供能的基本单位。ATP在酶的作用下可以和虫荧光素进行化学反应并发出荧光,荧光强度和ATP数量相关,而ATP数量和细胞数量相关,细胞数量又与受到污染的食品接触环节表面残留的动物细胞、植物细胞或微生物细胞数量相关。因此,荧光强度反映了食品接触环节表面的清洁程度。化学反应方程式:$ATP+$虫荧光素$+O_2$[荧光素酶和镁离子催化]$\rightarrow AMP+$虫荧光素(氧化型)$+CO_2+$焦磷酸。

4.仪器材料。System SURE Plus ATP荧光检测仪和配套的采样棉拭子(以某品牌为例)。

5.技术参数。

(1)检测精度:$10\sim15mol$(ATP)。

(2)检测范围:$0\sim9999RLU$(相对发光单位)。

(3)检测时间:采样30s,仪器自检1min,样品检测15s。

6.操作步骤。步骤如下:①打开ATP荧光检测仪电源,仪器进入1min倒计时自检状态;②从检测管中取出专用采样棉拭子,将湿润的棉拭子在待测物体表面均匀涂抹约$100cm^2$,然后将棉拭子放回检测管并旋紧;③将检测管帽端接头处折断,充分挤压试管帽端液体使其进入棉拭子所在的检测管下端;④握住检测管,上下振荡约60次(1min)使其充分反应;⑤将检测管插入自检完毕后的ATP荧光检测仪,合上舱盖,按【OK】键进行检测;⑥15s后仪器自动显示ATP检测结果(相对发光单位);⑦从仪器中取出检测管进行下一个样品测量或关闭电源结束测量。

7.法规标准。上海市食品安全地方标准DB 312024—2014《集体用餐配送膳食卫生规范》规定了工用具、容器、手的ATP限量(见表3-1),其他消毒后处于备用状态时的即食食品环节接触表面,其ATP的限量要求可参考DB 312024—2014规定。具体规定见表3-1。

表3-1　集体用餐配送膳食生产企业生产过程ATP监控的要求

检测对象	限量要求	监控频率
接触即食食品工用具和容器	≤30RLU(良好)30～100RLU(可疑)100RLU(合格)	每餐次不少于1件次
餐饮具及保温箱内壁		每餐次不少于2件次
接触即食食品人员手部		每餐次不少于1件次

8.注意事项。其主要内容包括:①采样时不要触摸棉拭子,以免污染;②采样后棉拭子和试剂反应后,应立即将棉拭子垂直放置在荧光仪中,启动检测开关后15s读数;③采样棉拭子要在2～8℃之间冷藏储存,有效期6个月。从冰箱取出后应尽快使用;④采用该方法检测的是环节表面清洁度,不是菌落总数或大肠菌群计数,但与菌落总数或大肠菌群数量有相关性。

(二)极性组分

1.检测背景。处于煎炸食品过程中的食用植物油称为"煎炸油"。煎炸油经反复使用和高温加热,可发生一系列的化学反应,在营养价值下降的同时还会产生丙烯酰胺、苯并蒽等多种有害物质,同时表现为油的极性组分升高。"地沟油"由于也存在反复高温的情形,加上后期的反复加热提炼,也可表现为极性组分升高,可以作为发现"地沟油"的线索。

2.适用范围。用于测定处于食品煎炸过程中的食用油。

3.基本原理。食用植物油经反复使用和高温加热,其中性状态会裂解为带电离子状态,表现为极性组分增加,"导电性"增强,可通过仪器检测其"导电性"推算极性组分含量。

4.仪器材料。极性组分检测仪。

5.技术参数。

（1）温度测量范围：+40～+210℃。

（2）温度测量精确度：±1.5℃。

（3）极性组分测量范围：0.5%～40%。

（4）极性组分测量精确度：±2.0%（+40～+190℃）。

6.操作步骤。其主要内容包括：①测量前，从油中拿出油炸的食物，等待1～5min，使油中水分充分挥发；②按【HOLD】键开机；③将仪器（传感器）垂直浸入油中，浸入深度应在传感器标示的"最大"和"最小"刻度之间；④轻轻搅动传感器，等待约30s，等待读数稳定；⑤当温度显示温度时，读数自动锁定，读取仪器显示屏的温度和极性组分结果。

7.法规标准。我国GB 2716—2018《食品安全国家标准植物油》中规定了食用植物油的酸价、过氧化值、极性组分、溶剂残留量等。

8.注意事项。其主要内容包括：①不要将传感器放在金属部件，例如，油炸篮子、锅壁附近，传感器离金属部件最小距离为5cm，否则影响测量结果；②如果烹饪油中含有水分，测量结果将会偏高。可将食物取出后继续维持加热1～2min，以使水分挥发。

（三）有效氯

1.检测背景。含氯消毒剂是食品生产经营企业最常用的化学消毒药物，价格便宜，消毒效果强，但其缺点是有效氯成分在空气环境中不断降解，消毒浓度难以掌握。使用测氯试纸可以快速测量含氯消毒水的有效氯浓度，提醒使用者及时添加消毒剂或更换消毒水。

2.适用范围。用于含氯消毒剂如漂白粉、漂白粉精、次氯酸钠、氯胺T、氯化磷酸盐、二氯或三氯异氰尿酸钠等的有效氯含氯测定。

3.基本原理。样品中的有效氯在酸性溶液中与碘化钾起氧化作用，释放出一定量的碘，再与特定显色剂反应生成有色物质，颜色深浅与有效氯含量成正比。

4.仪器材料。有效氯检测试纸。

5.技术参数。

（1）反应范围：10～50000mg/L。

（2）比色范围：10～2000mg/L。

6.操作步骤。步骤如下：①用一只手握住试纸盒，将拇指压住试纸于出口处；用另一只手拉出测氯试纸条至适当长度，然后在楔状齿上割断；②将有效氯检测试纸条一端浸入消毒液后立即取出；③将取出的有效氯检测试纸条与配套的标准色板进行对比，读取有效氯浓度数值。

7.法规标准。我国GB 31651—2021《食品安全国家标准 餐（饮）具集中消毒卫生规范》《漂白粉、漂粉精类消毒剂卫生质量技术规范》（试行）（卫办监督发[2010]204号）以及《消毒技术规范》等规定了含氯消毒剂的使用浓度。

8.注意事项。其主要内容包括：①试纸条取出后应尽快使用，禁止长时间暴露于阳光照射下；②试纸条可能对样品中含有的氧化性物质有相似的显色反应，使用时予注意；③应在规定的时间范围内观察反应结果，否则影响测定结果；④试纸条测试样品的最佳温度应在介于13～28℃，否则可能影响测定结果；⑤试纸条应存置于阴凉干燥处，不得冷冻或于30℃以上保持，有效期为12个月，若试纸变色或超过有效期不可再使用。

三、食品品质指标

（一）酸价

1.检测背景。酸价表示中和1g油脂所需的氢氧化钾（KOH）的毫克数，是油脂中游离脂肪酸含量的标志，可作为油脂变质程度的指标。油脂在保藏过程中，由于微生物、酶和热的作用发生缓慢水解，产生游离脂肪酸。酸价越小，说明油脂质量越好，新鲜度和精练程度越好。

2.适用范围。本方法适用于食用植物油酸价的快速半定量测定。

3.基本原理。利用食用植物油酸败所产生的游离脂肪酸与速测卡中的pH试剂发生显色反应，与标准色板对比进行目视半定量，以反映油脂酸败的程度。

4.仪器材料。酸价试纸条。

5.技术参数。测试范围：0～5.0（KOH）mg/g。

6.操作步骤。步骤如下：①取适量油样于清洁、干燥容器中；②将含药试纸端插入油样中1～2s，立即取出并开始计时；③酸价试纸条的反应计时时间为(90±5)s;④判读。当计时到达要求的反应时间,将试纸条颜色与包装盒上的色卡进行比较,读取相应的酸价值。颜色相同色块下的标记数值即为样品的检测值。如试纸条颜色在两色块之间,则取两者的中间值。

7.具体操作步骤。步骤如下:试纸浸入油样1～2s→取出试纸,浸入油样→取出试纸,反应90s→参照色卡,读取结果。

8.注意事项。其主要内容包括:①酸价试纸条应密封包装,4～30℃避光、干燥保存。使用的最佳环境温度为(25±5)℃,环境湿度应在20%以上;②从包装中取出的试纸条应在10min内使用,试纸条应在第一次开盖后的1个月内用完。酸价纸片上如带有红色痕迹,则该纸片已被污染或已失效。

(二)过氧化值

1.检测背景。过氧化值表示1kg油脂样品中的过氧化物(活性氧)含量,以过氧化物的毫摩尔数表示,可以作为油脂中游离脂肪酸氧化程度的一种指标,即样品是否因被氧化而发生变质。

2.适用范围。本方法适用于对食用植物油中过氧化值的快速半定量测定。

3.基本原理。食用油过氧化值速测卡采用纸片显色与标准色板对比法进行目视定量。利用食用植物油氧化所产生的过氧化物与试纸条中的药剂发生显色反应,以此反映油脂被氧化的程度。

4.仪器材料。过氧化值试纸条。

5.技术参数。测试范围:0～50mEq/kg。

6.操作步骤。步骤如下:①直接取植物油(动物油需加热使其融化)样品适量于清洁、干燥容器中;②将试纸端插入油样中1～2s,立即取出并开始计时;③过氧化值测试纸条的反应计时视环境温度而定,当计时到达后,将试纸条颜色与包装盒上的比色板进行比较定量;④判读。当计时到达要求的反应时间,将试纸条颜色与包装盒上的色卡进行比较,读取相应的酸价值。颜色相同色块下的标记数值即为样品的检测值。如试纸条颜色在两色块之间,则取两者的中间值。

7.具体操作步骤。步骤如下:试纸浸入油样1～2s→取出试纸,浸入油样→取出试纸,反应90s→参照色卡,读取结果。

8.注意事项。其主要内容包括:①纸片密封包装,4～30℃干燥保存。使用的最佳环境温度为(25±5)℃,环境湿度应在20%以上;②从包装中取出的试纸条应在10min内使用,试纸条应在第一次开盖后的1个月内用完;③过氧化值纸片上如带有灰色痕迹,说明该纸片已被污染或已失效。

(三)碘含量

1.检测背景。碘是人体必需的微量元素。为了防止碘缺乏和碘过量,国家明文规定各地区应根据当地人群实际碘营养水平,选择适合本地情况的食用盐碘含量平均水平。在食用盐中加入的食品营养强化剂,包括碘酸钾、碘化钾和海藻碘。根据《食盐加碘消除碘缺乏危害管理条例》(中华人民共和国国务院令第163号)第二章第八条的规定,应主要使用碘酸钾。劣质的强化碘食用盐中的碘含量常常不合格或检测不出碘。

2.适用范围。本方法适用于食盐碘含量的定量检测。

3.基本原理。在酸性介质中,试样中的碘酸根离子氧化碘化钾析出单质碘,用硫代硫酸钠标准滴定溶液滴定,测定碘的含量。

4.仪器材料。硫代硫酸钠标准滴定溶液、磷酸溶液、碘化钾溶液、碘酸钾标准溶液。

5.技术参数。测试范围:0～200mg/kg。

6.操作步骤。步骤如下:称取10.00g试样,置于250mL碘量瓶中,加50mL水溶解后,加2mL磷酸溶液、5mL碘化钾溶液,用硫代硫酸钠标准溶液滴定。滴定至溶液呈浅黄色时,加入5mL淀粉溶液,继续滴定至蓝色恰好消失为止。

7.注意事项。本方法不适用于四川等地区矿盐中强化碘的检测。

(四)电导率

1.检测背景。纯净水是以符合生活饮用水卫生标准的水为原水。通过电渗析器法、离子交换器法、反渗透法、蒸馏法及其他适当的加工方法制得而成。电导率是纯净水的特征性指标,反映纯净水的纯净程度以及生产工艺执行情况。原水不符合要求或没有按照工艺加工的纯净水产品,其离子浓度或杂质成分含量较高,电导率偏高。由于不同地区管道、水源不同,饮用水的电导率不同。我国北方水含钙镁离子较高,电导率一般在300～800 μS/cm之间,大于

800μS/cm可推断杂质含量过高。

2.适用范围。本方法适用于瓶(桶)装饮用纯净水、生活饮用水和实验用水等电导率测定。

3.基本原理。将相互平行且距离是固定值L的两块极板(或圆柱电极),放到被测溶液中,在极板的两端加上一定的电势(为了避免溶液电解,通常为正弦波电压,频率1~3kHz),然后通过电导仪测量极板间电导。

4.仪器材料。袖珍笔式电导率计。

5.技术参数。

(1)测量范围:0~1999μS/cm。

(2)分辨率:1μS/cm。

(3)精度:±2%F.S。

(4)工作温度:0~50℃。

6.操作步骤。

(1)校准:①将电导率计浸入蒸馏水中,活化几小时;②将电导率计插入1413μS/cm标准溶液(25℃),并轻轻摇动;③用小起子调整校正电位器,直到液晶显示值为1413;④用蒸馏水清洗电极并用滤纸擦干;⑤将电导率仪插入152μS/cm标准溶液中(25℃),并轻轻摇动;⑥显示值与标准溶液值相比应在误差允许范围内。

(2)测量:①取下保护套;②轻触【ON/OFF】开关,接通电源;③将电导率计插入被测溶液中,直到液体浸到略低于"浸没线"的位置;④轻轻晃动仪器,待示值稳定后读数;⑤使用完毕,按【ON/OFF】开关,关掉电源。用蒸馏水或酒精清洗电极,套上保护套。

7.法规标准。国家标准GB 5749—2022《生活饮用水卫生标准》、GB 19298—2014《食品安全国家标准 包装饮用水》。

8.注意事项。要注意:①测量时要轻轻摇动仪器,电极上不能有气泡,否则将影响测量结果;②不能随意调校仪器,只有仪器已使用或放置很长时间时,或者使用特别频繁时重新校准;③如遇示值误差大、示值跳动、示值不归零等现象,应将仪器浸没线以下部位插入酒精中快速晃动几秒,以清洗传感器;④在低温或潮湿环境下示值不归零,在0~2μS/cm范围内不会影响测量值。

四、污染物和有害因素

(一)甲醛

1.检测背景。甲醛是一种重要的化工原料,广泛应用于生产中。但由于甲醛毒性较强、可以破坏生物细胞蛋白的物质,可引起人体过敏、肠道刺激反应、并具有潜在的致癌性等,已被我国禁止作为食品添加剂使用。食品在生产、加工与运输环节,一般不容易被甲醛污染。由于甲醛可以改变一些食品的色感并有防腐作用,一些不法分子违禁使用甲醛处理水产品、金针菇等。

2.适用范围。本方法适用于检测下列样品中人为添加的甲醛(或含有甲醛组分的吊白块):水发食品、水产干制品、米面制品、豆制品、腐竹、银耳、白糖、冬笋等。

3.基本原理。AHMT微孔比色法。经前处理的食品中的甲醛与AHMT(4-氨基-3-联氨-5-硫基-1,2,4-三氮杂茂)在碱性条件下缩合,然后经高锰酸钾氧化生成6-硫基-5-三氮杂茂[4.3-b]-S-四氮杂苯,该产物为紫红色,色泽深浅与甲醛含量成正比。

本法是在常温下进行提取和显色反应,食品本身含有的本底甲醛一般不被检测,而人为添加甲醛处于游离状态可被检测。

4.仪器材料。甲醛快速检测试剂盒。

5.技术参数。

(1)检测限:1mg/kg。

(2)半定量测量范围:1~200mg/kg。

6.操作步骤。

(1)检测米、面、豆制品等中的甲醛:①取少量待测样品于样品杯中,加入大致等量的干净自来水浸泡10~15min;②用一次性吸管吸取浸泡液,加入2滴(约100μL)到检测孔中;③每孔中加激活剂2滴(约100μL);④用吸管上下吸取数次,使溶液混匀;⑤室温下静置3min,肉眼观察显色结果,并与"3min时间点色阶"比较,得出待测样品中的甲醛含量;⑥待测样品中的甲醛含量在10mg/kg以下时,建议采用15min时间点的反应结果,并与"15min时间点色阶"比较得出待测样品中的甲醛含量。

（2）检测水发产品和部分水产品中的甲醛:这些产品往往有现成的渗出液、浸泡液或汤液,可直接用一次性吸管吸取,按上述②～⑥的步骤操作。甲醛快速检测试剂盒操作步骤:滴加样液→滴加试剂→抽提混匀→显色比对。

7.法规标准。GB 2760—2014《食品安全国家标准 食品添加剂使用标准》规定,甲醛不允许用作食品添加剂使用。甲醛已被我国纳入《食品中可能违法添加的非食用物质和易滥用食品添加剂清单》。

8.注意事项。其主要内容包括:①锡箔袋开封后,尽量将微孔条一次用完,否则微孔条中的试剂会吸收空气中的甲醛,使本底升高而产生测定干扰;或者将未用完的孔条放入自封塑料袋中,与空气隔绝,可保存3天;②反应颜色会随着时间推移而加深,故请务必在规定的时间点比色;③试剂盒提供100mg/kg甲醛标准品作为阳性对照,可直接使用或稀释后使用。阴性对照建议使用流动的自来水;④孔条可放在板架上,采用酶标仪在550nm读数,对比标准曲线法以精确定量;⑤激活剂为碱性溶液,如误入眼、口等,请用清水冲洗。

（二）二氧化硫

1.检测背景。二氧化硫残留量是亚硫酸盐在食品中存在的计量形式,亚硫酸盐是我国允许使用的食品添加剂,但必须按照食品范围和使用量限量使用。亚硫酸盐主要包括亚硫酸钠、亚硫酸氢钠、低亚硫酸钠(又名保险粉)、焦亚硫酸钠、焦亚硫酸钾等,这些物质在食品中可解离成具有强还原性的亚硫酸,起到漂白、脱色、防腐和抗氧化作用。但用量过大会破坏食品的营养成分并对人体产生危害,尤其是违禁或超范围添加到食品中时,具有潜在危害。此外,硫黄熏蒸也会在食品中残留二氧化硫。

2.适用范围。本法适用于糖类、酒类、蔬菜类、淀粉等食品中二氧化硫含量的快速筛检。红葡萄酒等有色食品、甲醛及过氧化物含量较高的食品(如萝卜)等除外。

3.基本原理。快速碘量法。样品中的二氧化硫以游离型和结合型存在,加入氢氧化钠破坏其结合状态,即在碱性环境下提取。加入硫酸使二氧化硫游离,然后用碘标准溶液滴定。到达终点时,过量的碘与指示剂作用生成蓝色复合物。根据碘标准溶液消耗量计算出食品中二氧化硫的含量。

4.仪器材料。

（1）二氧化硫速测盒（以中卫牌为例）：包括塑料称量杯、具塞三角瓶、漏斗各两个，滤纸1盒，塑料吸管10支。

（2）补充试液一套（1号、2号、3号、4号试液各1瓶，空滴瓶1个）。

5.技术参数。检测限：待测样液8mg/kg。

6.操作步骤。

（1）样品处理。

1）无色水溶性固体样品（如白砂糖、冰糖、果糖、饴糖等）：抽取食品样品，准确称取2.0g样品，置入具塞三角瓶中，加入10～20mL蒸馏水或纯净水，加入5滴1号碱性试液，盖塞振摇溶解后待测。

2）水不溶性固体样品（如粉丝、竹笋、干果、干菜、蘑菇等）：取适量样品研磨或捣碎，准确称取2.0g样品，置入具塞三角瓶中，加入50.0mL蒸馏水或纯净水，加入10滴1号碱性试液，盖塞后振摇2min或用超声波提取器提取30s。如果样品黏性较大（葡萄干等），应溶解成絮状，必要时采用玻璃棒助溶，将溶液用滤纸过滤，或静置后用刻度吸管直接吸取得到10mL的澄清溶液，放入另一个三角瓶中待测（此时的样品取样量$M=2\times10/50=0.4g$）。

3）液体样品（如白葡萄酒等）：准确量取样品2.0mL，置入具塞三角瓶中，加入10～20mL蒸馏水，加入5滴1号碱性试液，盖塞振摇溶解后待测。

（2）样品测定：①在待测液的三角瓶中加入3滴2号试液（酸液）；如果样品在前处理中未从中分取一部分溶液测定，在待测液的三角瓶中加入5滴2号试液（保证测定是在酸性溶液中进行）；②盖塞轻轻摇动50次，加入3～5滴3号试液（指示液）；③将棕色瓶中的4号试液倒入到备用空滴瓶中，用此滴瓶对三角瓶中的溶液进行直立式滴定，每滴一滴试液后都要摇动几下，滴至出现蓝紫色并30s不褪色为止，记录4号试液消耗的滴数。

（3）空白测定：取与样品相同体积的蒸馏水或纯净水按相同的方法进行空白溶液测定，并记录4号试液消耗的滴数。

（4）结果计算：按以下公式计算出样品中二氧化硫的含量。

$$X = \frac{(G_1 - G_2) \times 0.016}{M}$$

式中：X——样品中二氧化硫的含量(g/kg、L)；

　　　G_1——滴定样品溶液消耗4号试液的滴数；

　　　G_2——空白溶液消耗4号试液的滴数；

　　0.016——换算系数(1滴碘滴定液为0.05mL，浓度为0.01mol，相当于二氧化硫的质量是0.016g)；M代表取样量(g)。

7.法规标准。我国GB 2760—2014《食品安全国家标准 食品添加剂使用标准》规定了二氧化硫在食品中的使用范围和使用量。

8.注意事项。其主要内容包括：①饮用水或矿泉水中会有少量的亚硫酸盐存在，不能用作实验用水；②萝卜、蒜、辣椒中含有硫化物成分，对测定有干扰，选择样品时应加以注意；③本方法不适于有色泽或色泽较深的样品；④检测所用的1号和2号试液分别为强碱和强酸溶液，一旦误入眼中请用大量清水冲洗；⑤剩余的碘标准液必须倒回棕色瓶中保存，以待下次使用。

（三）砷

1.检测背景。最常见的砷化物为三氧化二砷，俗称砒霜，农业上用的粗制品呈微红色，俗称红砒，其他的砷化物包括砷酸盐和亚砷酸盐等。凡是可溶于水或稀酸的砷化物皆系剧毒物质，混入食品中可对人体造成危害。其中，三氧化二砷的中毒量为0.005~0.05g，致死量为0.1~0.3g。

2.适用范围。本方法适用于食物中毒残留物中砷的快速检测。

3.基本原理。氯化金与砷相遇产生反应，可使氯化金硅胶柱变成紫红或灰紫色，在装有氯化金硅胶的柱中砷含量与变色的长度成正比。

4.仪器材料。

（1）仪器(以中卫牌为例)：反应瓶、直尺、天平。

（2）材料：酒石酸、二甲基硅油消泡剂、产气片、蒸馏水、检砷管。

5.技术参数。检测范围：0.1~10.0mg/kg。

6.操作步骤。步骤如下：①取样品1g(油样2g)(固体样品需先粉碎)于反应瓶中，加入20mL蒸馏水，摇匀浸泡10min，期间不断振摇；②加入0.2g(两平勺)酒石酸，摇匀；③取检砷管一支，剪去两端封头，将空端较长的一头插入带孔的胶塞中；④向反应瓶中加入一片产气片，立即将带有检砷管的胶塞插入反应瓶口中；⑤待产气停止，观察并测量检砷管中氯化金硅胶柱变化情况；⑥判读。测量检砷管中氯化金硅胶柱变成紫红或灰紫色的长度。查表求出样品含砷量。若油样,查表求出的量再除以2,即为砷的含量。

7.法规标准。我国 GB 2762—2022《食品安全国家标准 食品中污染物限量》规定了食品中砷的限量。

8.注意事项。其主要内容包括:①在检砷管剪去两端封头前,将塞有棉花的一端朝下,轻敲几下后再使用;②加入产气片后应立即将带有检砷管的胶塞插入反应瓶口中,越快越好;③加入产气片时,如样品为富含蛋白质的,需加数滴二甲基硅油消泡剂以防产生泡沫;④加入产气片后的反应最好在25～30℃下进行,天冷可用手或温水加温。

五、食物中毒物质

(一)有机磷和氨基甲酸酯农药

1.检测背景。有机磷和氨基甲酸酯类农药常用作农作物的杀虫剂、除草剂、杀菌剂等。有机磷和氨基甲酸酯类农药可经呼吸道、消化道侵入机体,也可经皮肤黏膜缓慢吸收,中毒症状可出现头昏、头痛、乏力、恶心、呕吐、流涎、多汗及瞳孔缩小等。大量经口中毒严重时,可发生肺水肿、脑水肿、昏迷和呼吸抑制等症状。

2.适用范围。本方法适用于蔬菜尤其是叶类蔬菜中有机磷和氨基甲酸酯类农药的快速定性检测。

3.基本原理。胆碱酯酶可催化靛酚乙酸酯(红色)水解为乙酸与靛酚(蓝色),有机磷或氨基甲酸酯类农药对胆碱酯酶有抑制作用,阻止催化、水解、变色反应的发生,根据速测卡颜色变化判断样品中是否含有有机磷或氨基甲酸酯类农药。

4.仪器材料。

(1)仪器设备:常量天平;刀或剪刀;药勺或镊子;10mL带盖瓶(或用试管+橡皮塞代替)。可选配农药残留速测仪[即(37±2)℃恒温反应装置](以英思泰品牌为例)。

(2)材料(以广州某品牌为例):固化有胆碱酯酶和靛酚乙酸酯试剂的速测卡;pH7.5缓冲溶液(可分别取15.0g磷酸氢二钠与1.59g无水磷酸二氢钾,用

500mL蒸馏水溶解）。

5.技术参数。速测卡对部分常见有机磷和氨基甲酸酯农药的检测限。

6.操作步骤。

（1）整体测定法：①选取有代表性的蔬菜样品，擦去表面泥土，剪成1cm左右见方碎片，取5g放入带盖瓶中，加入10mL缓冲液，振摇50次，静置2min以上；②取一片速测卡，用白色药片蘸取提取液，放置10min以上进行预反应，有条件时在37℃恒温装置中放置10min。预反应后的药片表面必须保持湿润；③将速测卡对折，用手捏3min或用恒温装置反应3min，使红色药片与白色药片叠合反应；④每批测定应设一个缓冲液的空白对照卡。

（2）表面测定法（粗筛法）：①擦去蔬菜表面泥土，滴加3滴缓冲液在蔬菜表面，用另一片蔬菜在滴液处轻轻摩擦；②取一片速测卡，将蔬菜上的液滴滴在白色药片上；③放置10min以上进行预反应，有条件时在37℃恒温装置中放置10min。预反应后的药片表面必须保持湿润；④将速测卡对折，用手捏3min或放在恒温装置中恒温3min，使红色药片与白色药片叠合反应；⑤每批测定应设一个缓冲液的空白对照卡。

（3）农药中毒残留物的参考定性：取可疑中毒残留物适量，加2倍量的浸提液，过滤或离心机分离，取清液测定。如用有机溶剂（如丙酮等）提取残留物，必须将有机溶剂挥发干后，再用浸提液溶解残渣后测定。有机溶剂对测定有一定干扰。

（4）判读：与空白对照卡比较。白色药片不变色或略有浅蓝色，检测结果为阳性；白色药片变为天蓝色或与空白对照卡相同，检测结果为阴性。

7.法规标准。食品中有机磷和氨基甲酸酯类农药最大残留限量值参考GB 2763—2021《食品安全国家标准 食品中农药最大残留限量》（2021年9月3日起实施）。其中，部分高毒、高残留的有机磷和氨基甲酸酯类农药在部分蔬菜和水果中禁用。

8.注意事项。

第一，葱、蒜、萝卜、韭菜、芹菜、香菜、茭白、蘑菇及番茄汁液中，含有对酶有影响的植物次生物质，容易产生假阳性。处理这类样品时，不要剪得太碎，可采取整株（体）蔬菜浸提或采用表面测定法。

第二，对一些含叶绿素较高的蔬菜，也不要剪得太碎，同样可采取整株（体）蔬菜浸提的方法，减少色素的干扰。

第三，当温度条件低于37℃，酶反应的速度随之放慢，药片加液后放置反应的时间应相对延长，延长时间的确定，应以空白对照卡用（体温）手指捏3min时可以变蓝，即可继续操作。

第四，注意样品放置的时间应与空白对照卡放置的时间一致才有可比性。红色药片与白色药片叠合反应的时间以3min为准，3min后蓝色会逐渐加深，24h后颜色会逐渐退去。

第五，空白对照卡不变色的原因：一是药片表面缓冲溶液加得少，预反应后的药片表面不够湿润；二是温度太低。

第六，如果蔬菜在种植过程中使用了超标的混配农药，在检测中发现的有机磷和氨基甲酸酯农药残留超标并不代表其中每一种农药均超标，有可能每一种农药均不超标而只是各种农药累加后超标。对阳性结果的样品，可用其他分析方法进一步确定具体农药品种和含量。

第七，水果中有机磷和氨基甲酸酯农药残留检测可以参考本方法。

（二）亚硝酸盐

1.检测背景。亚硝酸盐主要指亚硝酸钠，为白色至淡黄色粉末或颗粒状，味微咸，易溶于水。外观及滋味都与食盐相似，并在工业、建筑业中广为使用。肉类制品允许作为发色剂限量使用。某些食品加工过程也会自然产生亚硝酸盐。

亚硝酸盐毒性较强，特别是其外表呈粉末状和食盐相似，易引起误食中毒。误食纯品0.3g就可能在10min内引起急性中毒。食用变质蔬菜引起的急性亚硝酸盐中毒可在1～3h内表现症状。亚硝酸盐能使血液中正常携氧的低铁血红蛋白氧化成高铁血红蛋白，因而失去携氧能力而引起组织缺氧产生中毒症状，特征性表现为口唇、指甲、全身皮肤、黏膜发绀等，严重者出现烦躁不安、精神萎靡、意识丧失、惊厥、昏迷、呼吸衰竭甚至死亡。

2.适用范围。本方法适用于肉制品、肉类罐头、蔬菜、酱腌菜、鲜肉类、鲜鱼类、食用盐、饮料等食品中亚硝酸盐半定量测定。

3.基本原理。在弱酸条件下，亚硝酸盐与对氨基苯磺酸重氮化后，再与盐酸萘基乙二胺偶合形成紫红色,与标准色卡比较进行亚硝酸盐的半定量。

4.仪器材料。亚硝酸盐检测试剂盒(以北京某品牌为例),另外,根据样品属性可配常量天平、微型离心机、小型粉碎机等。

5.技术参数。检测限:待测液0.025mg/kg。

6.操作步骤。

(1)食盐样品测定:①用袋内附带小勺取食盐1平勺,加入检测管中,加入蒸馏水或纯净水至1mL刻度处,盖上盖,将固体部分摇溶;②10min后与标准色板对比,该色板上的数值乘上10即为食盐中亚硝酸盐的含量(mg/kg)。当样品出现血红色且有沉淀产生或很快褪色变成黄色时,可判定亚硝酸盐含量相当高,或样品本身就是亚硝酸盐。

(2)液体样品测定:①直接取澄清液体样品1mL到检测管中,盖上盖,将试剂摇溶;②10min后与标准色板对比,找出与检测管中溶液颜色相同的色阶,该色阶上的数值即为样品中亚硝酸盐的含量(mg/L,以$NaNO_2$计)。

(3)固体或半固体样品测定:①取粉碎均匀的样品1.0g或1.0～10mL比色管中,加蒸馏水或纯净水至刻度,充分振摇后放置,取上清液(或过滤或离心得到的上清液)加入检测管中至1.0mL刻度,盖上盖,将试剂摇溶;②10min后与标准色板对比,该色板上的数值乘上10即为样品中亚硝酸盐的含量(mg/kg或mg/L,以$NaNO_2$计)。如果测试结果超出色板上的最高值,可定量稀释后测定。

(4)判读:样品显色结果与标准色板相比较,判断样品中亚硝酸盐的含量。

7.注意事项。要注意:①在生活饮用水的限量卫生标准中,仅有硝酸盐的限定量≤20mg/L,无亚硝酸盐的指标。当某些还原物质以离子形态存在较多时,可将硝酸根离子还原成亚硝酸根离子,某些细菌也有这种作用。所以,生活饮用水中常存有亚硝酸盐,不能作为测定用稀释液;②牛乳及豆浆也可直接检测,结果不得超过0.25mg/L;矿泉水、瓶(桶)装饮用水、瓶(桶)装饮用纯净水达到色板上最低色阶0.025mg/L,即超出国家标准(需做空白试验);③有颜色的样品可加入活性炭脱色过滤后测定;④若显色后颜色很深且有沉淀产生或很快褪色变成浅黄色,说明样品中亚硝酸盐含量很高,须加大稀释倍数重新试验,否则会得出错误结论。

(三)甲醇

1.检测背景。甲醇和乙醇在色泽与味觉上没有差异,酒中微量甲醇可引起人体慢性损害,高剂量时可引起人体急性中毒。卫生计划委员会2004年第5号公告中指出:"摄入甲醇5～10mL可引起中毒,30mL可致死"。目前,采用含有甲醇的工业酒精勾兑白酒仍时有发生。

2.适用范围。适用于蒸馏酒或配制酒中甲醇含量超过1%～2%时的定量快速测定。

3.基本原理。在20℃时,水的折光率为1.3330,随着水中乙醇浓度的增加,其折光率有规律地上升;当甲醇存在时,折光率会随着甲醇浓度的增加而降低,下降值与甲醇的含量成正比。按照该规律制造的酒醇含量速测仪即旋光光度计,可快速显示样品中酒醇的含量。当这一含量与酒精度计测定出的酒醇含量出现差异时,其差值即为甲醇的含量。20℃时,可直接测量定量;非20℃时,需采用酒精度计温度–浓度换算表和选取与样品相当浓度的乙醇对照液进行对比定量。

4.仪器材料。

(1)仪器:旋光光度计(以某品牌为例)、酒精度计、量筒、滴管。

(2)材料:蒸馏水;乙醇对照液;将无水乙醇放置在20℃环境温度中,并使其液体温度与环境温度达到一致。取一定量无水乙醇到100mL容量瓶中,加蒸馏水或纯净水到刻度。

5.技术参数。检测限:1%甲醇含量。

6.操作步骤。

(1)在环境温度20℃时操作方法如下:①掀开旋光光度计盖板,用擦镜纸小心拭净棱镜表面,在棱镜上滴放5～7滴蒸馏水,徐徐合上盖板,使试液遍布于棱镜表面(不应有气泡存在,但也不能用手压盖板);②手持镜筒部位(不要接触棱镜座)。将盖板对向光源或明亮处,将眼睛对准目镜,转动视度调节圈,使视场的分界线清晰可见;③用螺丝刀拧动仪器上的校准螺丝,调节仪器使视场中的明暗分界线对正刻线0%处,掀开盖板,用擦镜纸擦干棱镜;④取酒样5～7滴放在检测棱镜面上,徐徐合上盖板,以下操作与"②"相同。视场明暗分界线处所示读数,即为乙醇含量%。重复操作几次,使读数稳定;⑤用酒精度计(读数精确到1%的玻璃浮计)测定样品中的酒精度(醇含量)%。取1个洁净的100mL的量筒或透明的管筒,慢慢地倒进酒样到容器2/3处,等液体无气泡时,慢慢放入酒精度计(酒精度计不得与容器壁、底接触),用手轻按酒精度计上方,使酒精度计在所测刻线上下三个分度内移动,稳定后读取弯月面下酒精度示值。

(2)在环境温度非20℃时操作方法及结果计算。

第一,用玻璃浮计测试样品的酒精度数。

第二,再用玻璃浮计选取一个与样品酒精度数相同或低于1度以内的乙醇对照溶液,然后用旋光光度计分别测试样品和对照液的醇含量。

第三,判读:①在环境温度20℃时的甲醇含量;②在环境温度非20℃时的甲醇含量。

甲醇含量(%)=旋光光度计测出的醇含量(%)-酒醇速测仪测出的醇含量(%)

如果样品和对照液在旋光光度计上的读数一致或乙醇对照溶液的读数比样品低1度,可确定用旋光光度计未检出样品中有甲醇;如果样品的读数低于乙醇对照溶液的读数在1度以上时(0%～60%范围内),或2度以上时(60%～80%范围内),所低出的度数即为甲醇的含量。依法规标准我国GB 2757—2012《食品安全国家标准 蒸馏酒及其配置酒》中规定了甲醇限量要求。

7.注意事项。要注意:①在仪器视场分界线中,有时会出现蓝色和绿色两条分界线,应以蓝色分界线为准;②事先用无水乙醇配制出36°、38°、40°、42°、44°、46°、48°、50°、52°、54°、56°、58°、60°、62°、64°、66°乙醇对照液各100mL,储存备用;③新配制的乙醇对照液(尤其是高浓度对照液)中,会含有大量微细气泡,可使"酒醇速测仪"视场模糊,容易产生蓝色和绿色分界线,溶液放置一段时间后可达到稳定状态。

(四)瘦肉精

1.检测背景。"瘦肉精"是β受体激动剂的俗称,因能够促进动物瘦肉生长而抑制脂肪生长而得名,主要包括盐酸克伦特罗、莱克多巴胺、沙丁胺醇、西马特罗等。由于使用"瘦肉精"会在动物产品中残留,过多摄入含有"瘦肉精"的肉品具有健康风险甚至导致急性食物中毒,因此,我国明令禁止在饲喂畜禽动物时添加"瘦肉精",在我国,动物饲料里违禁添加"瘦肉精"的行为已纳入犯罪行为。

2.适用范围。本方法适用于畜禽肉、内脏或尿液中的"瘦肉精"残留的快速定性检测。

3.基本原理。免疫胶体金法。胶体金试剂板中央膜面上固定有两条隐形线,药物抗原固定在测试区作为检测线(T线),二抗固定在质控区作为对照线(C线)。当待检样品溶液滴入试剂板加样孔后,样品溶液因层析作用往上扩散。如果样品溶液含有相应药物的残留,药物将和胶体金颗粒上的抗体先行反应,当胶体金颗粒随样品溶液扩散至T线时,胶体金颗粒上抗体的活性位点因被样品溶液中的药物占据而无法与T线上药物抗原结合。所以当样品中的药物含量达检测限以上时,试剂板上的T线将较C线显色淡或甚至无显色,判定为"瘦肉精"阳性。反之,当样品中药物含量在检测限以下或无残留时,试剂板上的T线显色与C线相近或偏深,判定为"瘦肉精"阴性。

4.仪器材料。"瘦肉精"胶体金试剂盒(以某品牌为例),包括:胶体金试剂板、一次性吸管、一次性5mL离心管、一次性1.5mL离心管,还需要剪刀、镊子、PBST缓冲液、水浴锅、计时器、常量天平。

5.技术参数。检测限分别为:盐酸克伦特罗3μg/kg;莱克多巴胺5μg/kg;沙丁胺醇5μg/kg。

6.操作步骤。具体操作步骤如下。

第一,测试前将未开封的检测板包装袋恢复至室温。

第二,将精肉或内脏样本约4g以上剪碎(越细越好),装入5mL的离心管中(以装入离心管3/4为宜),拧紧管盖(防止下步水浴过程中水蒸气进入离心管内)。

第三,将装有样本的离心管,盖朝上在水浴锅的沸水中加热10min后取出(样品一定要熟透),冷却至室温。

第四,打开测试板包装袋,取出封装有PBST缓冲液的一次性吸管,剪去封口(剪时尽量靠近封口)挤出3滴(约100μL)缓冲液滴加到1.5mL的离心管中,然后甩净吸管内的残留缓冲液。

第五,用此吸管吸取大离心管中的样品渗出液,加3滴(约100μL)至已加缓冲液的1.5mL离心管中,反复抽吸几次,使渗出液与缓冲液充分混匀。

第六,取出检测板平放于台面上,用一次性吸管吸取1.5mL离心管中混合液,垂直滴加3滴(约100μL)于加样孔中并开始计时(加样时应注意滴加速度,宜缓慢滴加)。

第七,检测结果在5~8min范围内读取。

第八,判读:①阴性。C线显色,T线显色且与C线颜色深浅一致,表示样品中药物浓度低于检测限或不含某种药物;②阳性。C线显色,T线不显色或显色较C线浅,表示样品中药物浓度高于检测限;T线比C线越浅,表示样品中药物浓度越高;③无效。C线不显色,无论T线是否显色,该测试均判为无效。

7.法规标准。"瘦肉精"已被我国纳入食品中可能违法添加的非食用物质和易滥用食品添加剂名单,不得使用。在动物饲料中添加"瘦肉精"的行为,属于犯罪行为。

8.注意事项。要注意:①从原包装袋中取出的试剂板,打开后务必在1h内尽快地使用;②不要触摸试剂板中央的白色膜面;③水浴时应盖紧离心管帽,防止水汽进入影响结果;④如果尿样出现沉淀或浑浊物,请离心后再检测。

六、非法添加和掺杂掺假

(一)硼砂

1.检测背景。硼砂是一种化工原料,也可作为外用消毒防腐剂。硼砂添加到食品中可起到防腐、增加弹性和膨胀等作用。目前,不法分子将硼砂添加到肉丸、豆制品、凉皮等食品中,以增加筋度,提高口感。硼是人体限量元素,人体若摄入过多的硼,会引发多脏器的蓄积性中毒。

2.适用范围。本法适用于牛肉、牛肉丸、牛肉制品、扁肉、扁食、鱼丸、油面、蒸饺、水饺肉馅、各种粽子、各式糕点及虾类等的快速检测。

3.基本原理。本测定方法的原理是根据食品在碱性条件灰化后,在酸性介质中硼砂转化为硼酸。硼酸与姜黄素生成红色化合物,其吸光度与硼酸含量成正比,根据标准系列进行定量测定。在一定范围内,黄色的深浅与硼砂的浓度成正比,颜色越深,硼砂含量越高。

4.仪器材料。

(1)多功能食品安全快速分析仪。

(2)配套试剂。

1)硼砂提取液:棕色瓶,1瓶。

2)硼砂检测液Ⅰ号:绿盖,2瓶(使用之前先打开盖子,加入8g蒸馏水溶解)。

3)硼砂检测液Ⅱ号:蓝盖,2瓶。

5.技术参数。

(1)检测限:20mg/kg。

(2)检测范围:0~500mg/kg。

6.操作步骤。

(1)样品处理:①取20g待测样品,切碎或研碎混合后称取2g于"样品杯"中;②加入10g蒸馏水和0.5mL提取液,混匀,放置10~15min,过滤,滤液备用。

(2)参数和功能选择:①在分析仪主屏上选择检测项目【硼砂】;②在硼砂检测提示界面,对照类型选择时点击【多对照测试】,即呈现出方框,表示选中;③样品池选择时,用户可以根据实际情况,选择同时测定样品的通道,选中的通道同样会出现方框(系统默认为12个通道,若需更改通道,则进行此项操作)。

7.法规标准。罂粟(吗啡)已纳入卫生计划委员会公布的《食品中可能违法添加的非食用物质和易滥用的食品添加剂品种名单》。向食品中添加罂粟属于犯罪行为。

8.注意事项。要注意:①在进行测试前必须先完整阅读使用说明书,使用前将试剂板和样液标本恢复至室温(20~30℃);②若不能及时送检,样液标本在2~8℃冷藏可保存48h。长期保存需冷冻于-20℃,忌反复冻融;③测试区(T)内的紫红色条带可显现出颜色深浅的现象。但是,在规定的观察时间内,不论该色带颜色深浅,即使只有非常弱的色带也应判定为阴性结果;④可待因、海洛因、福尔可定、单乙酰吗啡、二氢可待因的浓度高于300μg/kg时,会与吗啡呈现交叉阳性反应;⑤蒸馏水或去离子水不能作为阴性对照。出现阳性样品建议用GC-MS确认。

(二)酚酞

1.检测背景。酚酞是用于治疗习惯性顽固性便秘的药物,过量服用或长期滥用可造成电解质紊乱,诱发心律失常、神志不清、肌肉痉挛等。一些不法厂商利用消费者急于减肥的心理和中药无毒副作用的认识误区,在保健食品中添加国家法律法规明令禁止的化学减肥药酚酞等。

2.适用范围。本法适用于胶囊剂、片剂、丸剂、散剂等固体剂型减肥类保健食品,减肥类中成药等中酚酞的快速检测。

3.检测原理。酚酞为一种弱有机酸,当溶液的pH＜8.2时,酚酞表现为无色的内酯结构。当溶液的pH为8.2～10时,酚酞表现为玫瑰红色的醌式结构。

4.材料试剂。酚酞类快筛试剂盒(以达元品牌为例),包括酚酞试剂A、酚酞试剂B、脱脂棉、称量纸(样品前处理用)。

5.技术参数。一定性检测。标准液检测限0.03mg/mL;样品检测限1.0g/kg。现方框(系统默认为12个通道,若需更改通道,则进行此项操作)。

检测:①在比色皿中加入2.0mL样品处理液,再加入3滴检测液Ⅰ号,混匀;②放入仪器点击【选项】键后,再点击【对照】,仪器提示"正在对照测试,请稍候!",对照测试完成后仪器提示"仅完成空白测试",2～3s后,仪器自动回到项目检测提示界面;③取出比色皿,加入3滴硼砂检测液Ⅱ号,混匀;④10min后放入仪器中,点击【选项】键后,点击【检测】,仪器提示"正在样品测试,请稍候!",测试完成后,仪器自动显示选中通道的检测结果(mg/kg);⑤在结果显示界面,如需打印,则点击【打印P】,则可以进行打印。

6.法规标准。我国明令禁止硼砂作为食品添加剂使用。硼砂已纳入已公布的《食品中可能违法添加的非食用物质和易滥用的食品添加剂品种名单》。

7.注意事项。其主要内容包括:①多个通道同时测定时,则多个样品处理同时进行,并注意做好标识;②样品处理中若按其他倍数稀释,最终结果应视相应稀释倍数加以修正;③反应颜色会随时间延长而变化,请在规定的时间点检测;④检测结果超标的样品建议留样,并送相关机构进一步定量检测;⑤实验用水不得使用自来水或矿泉水。

(三)硫酸铝钾

1.检测背景。含铝食品添加剂的使用是食品中铝的主要来源。铝的过量摄入被认为会影响人的中枢神经系统,增加老年痴呆症的发生率,以及引起婴幼儿的神经发育受损,导致智力发育障碍。硫酸铝钾是我国允许使用的食品添加剂,《国家卫生计生委等5部门关于调整含铝食品添加剂使用规定的公告》(2014年第8号)规定,为了严格控制食品铝摄入量,自2014年7月1日起,禁止将酸性磷酸铝钠、硅铝酸钠和辛烯基琥珀酸铝淀粉用于食品添加剂生产、经营和使用,小麦粉及其制品除油炸面制品、面糊(如用于鱼和禽肉的拖面糊)、裹粉、煎炸粉外,生产中不得使用硫酸铝钾和硫酸铝铵。

2.适用范围。油条等面制品。

3.基本原理。本品是采用干法消化样品,以铬天青在抗坏血酸作用下与三价铝离子,在缓冲介质中,反正应成蓝色三元体系配合物,且产物颜色的深浅与铝的含量成正比。试剂盒密封、常温、避光保存,保质期为6个月。

4.仪器材料。硫酸铝钾快速检测试剂盒。

(1)检测液Ⅰ号:绿盖1瓶(建议4℃冷藏)。

(2)检测液Ⅱ号:蓝色1瓶。

(3)检测液Ⅲ号:红盖1瓶。

(4)标准品:粉红盖,1瓶。

(5)多孔比色管:2个。

5.技术参数。检测限:100mg/kg。

6.操作步骤。具体操作步骤如下。

第一,称取1g样品到样品杯中,加入10g(mL)蒸馏水,浸泡10~15min。

第二,取1mL上清液到另一样品杯中,再加入24g(mL)蒸馏水,混匀,作为样品处理液。

第三,样品取1mL样品处理液到多孔比色管中;标准品取1mL蒸馏水到比色管另一孔中,再滴入2滴标准品,混匀。

第四,于比色管两个孔中,分别加入2滴检测液Ⅰ号、混匀后加入2滴检测液Ⅱ号,轻轻混匀,再加入2滴检测液Ⅲ号(注意:每加完一种试剂,需先混匀,再加另一种试剂),混匀,5min后观察颜色变化。

第五,结果判断。若样品呈现明显的蓝色或蓝紫色且并与标准品比对,颜色比标准品深的,表示铝含量超标;颜色比标准品浅的,表示铝含量不超标;若样品呈现黄色或者橙黄色,或者无明显变化,表示铝含量不超标。硫酸铝钾快速检测试剂盒操作:①准备;②样品1g面粉+10g蒸馏水,浸泡10min;标准品:取上清液1mL加24g蒸馏水,各自混匀;③样品。取1mL到多孔比色管标准品;取1mL蒸馏水到多孔比色管,加2滴标准品;④往样品及标准品中分别各自加入2滴Ⅰ号液,Ⅱ号液和Ⅰ号液,每加入一种试剂需先用一次性吸管各自混匀标准品跟样品再加入另一种试剂;⑤混匀后,静至5min显色;⑥第一种情况,含有。蓝色或蓝紫色且比标准品深;第二种情况,不含有。淡的蓝紫色或蓝色且比标准品浅,显黄色或者橙黄色。

7.注意事项。要注意:①生活饮用水和不能作为测定用稀释液,建议用纯净水或蒸馏水;②检测结果超标的样品建议送相关机构进一步定量检测;③多孔比色管为非一次性耗材,每次使用完后须将孔内液体甩干,并用清水冲洗3遍以上,晾干备用。

(四)荧光增白剂

1.检测背景。荧光增白剂是一种可吸收光线或紫外线而反射蓝白磷光的化学染料,具有亮白增艳的作用,广泛用于造纸、纺织、洗涤剂等多个领域。一些不法生产经营者在面粉、蘑菇、豆芽、餐巾纸、一次性筷子等违禁添加或浸泡荧光增白剂,以达到亮白增艳效果。长期过量摄入含有荧光增白剂的食品具有一定的健康风险。

2.适用范围。本法适用于金针菇、白灵菇、面粉、餐巾纸、一次性筷子中非法添加的荧光增白剂。

3.基本原理。紫外光照法。含有荧光增白剂的食品于暗处,在365nm和254nm的紫外光照射下会产生肉眼可见的类似萤石的闪闪发光的现象。

4.仪器材料。荧光增白剂测定仪。

5.技术参数。荧光发射波长:365nm或254nm。

6.操作步骤。具体步骤如下。

第一,取少量样品于滤纸上,于暗处在波长365nm或254nm的紫外灯分析仪下观察。

第二,判读:若产生银白色荧光,则表示含有荧光增白剂。均匀荧光一般为非法添加,散点、不规则荧光可能为包装污染。

7.法规标准。不得添加。卫生计划委员会公布的《食品中可能违法添加的非食用物质和易滥用的食品添加剂名单》中将荧光增白剂纳入"黑名单"。

8.注意事项。紫外光对眼睛有损伤,眼睛不要直视紫外光源。

(五)罂粟(吗啡)

1.检测背景。吗啡是从罂粟中提取出来的生物碱,也是罂粟的主要有效成分,是我国现行刑法打击的毒品犯罪中主要的毒品种类。长期食用添加罂粟壳(吗啡)的火锅或其他食品,会产生中枢神经危害以及躯体依赖性。通过检测吗啡可以判断食品中是否含有罂粟类物质。

2.适用范围。适用于火锅类食品中的吗啡成分的定性检测。

3.基本原理。免疫胶体金法。胶体金试剂板上含有被事先固定于膜上测试区(T)的吗啡偶联物和被胶体金标记的抗吗啡单克隆抗体,通过单克隆抗体竞争结合吗啡偶联物和火锅样本中可能含有的吗啡,产生肉眼可见的反应条带。

测试时,火锅样本处理液滴入胶体金试剂板加样液孔内,样液随之在毛细效应下向上层析。如样液中吗啡在浓度低于检测限或不含吗啡时,胶体金抗体不能与吗啡全部结合。这样,胶体金抗体在层析过程中会被固定在膜上的吗啡偶联物结合,在测试区(T)出现一条紫红色条带。如果吗啡在样液中浓度高于检测限时,胶体金抗体被吗啡全部结合,在测试区(T)胶体金抗体不会与吗啡偶联物结合而不出现紫红色条带。无论样液中是否含有吗啡,一条紫红色条带都会出现在质控区(C)内。质控区(C)所显现的紫红色条带是判定是否有足够样液,层析过程和试剂反应是否正常的内控标准。

4.仪器材料。需要的材料和仪器:胶体金试剂板,滴管、滤纸。

5.技术参数。定性检测。检测限:300μg/kg。

6.操作步骤。

(1)样品处理。

1)液态汤料(火锅汤、肉汤、底汤等):将液态汤料混匀后,3500r/min离心5min或放入4℃冰箱降温1h以上,然后撇去上层油层。取中层较为澄清的汤料0.5mL,加入9.5mL蒸馏水,混匀后待测(稀释倍数20)。

2)固态调料(底料,调味粉等):称取样品10.0g,加100mL温水,浸泡煮沸

15~20min,过滤,收集滤液。将汤料3500r/min离心5min或放入4℃冰箱降温1h以上,然后撇去上层油层。

(2)检测:①从原包装铝箔袋中取出试剂板,将其置于干净平坦的台面上,试剂板应在1h内尽快地使用;②用塑料管垂直滴加3滴无空气泡的样液(约120μL)于加样孔内;③等待紫红色条带的出现,测试结果应在滴加样液起3~5min时读取。10min后判定无效。

(3)判读。

1)阳性:仅质控区(C)出现一条紫红色条带,测试区(T)内无紫红色条带出现。

2)阴性:两条紫红色条带出现,分别位于测试区(T)和质控区(C)。

3)无效:质控区(C)未出现紫红色条带,表明操作过程失误或试剂板失效。

7.操作步骤。

(1)样品准备:取胶囊剂1粒(片剂1片,袋泡茶、颗粒剂等固体制剂约1/2包,口服液等液体制剂取1/2次服用量),片剂、颗粒剂等需要预先研碎或压碎。

(2)取待测样品,拧开试剂A瓶的下盖,将上述样品加到试剂A瓶中,拧紧下盖,振摇1min。

(3)拧开试剂瓶A的下盖,在瓶盖内塞入适量棉花(以填满内盖为宜),盖回瓶盖,拧紧。

(4)拧开试剂瓶A的上盖,滴加2~5滴到试剂B中,盖盖摇匀。立即观察颜色变化。

(5)结果判定:如呈现玫瑰红色,则酚酞阳性。否之为阴性。

8.法规标准。我国禁止在减肥类保健食品等中人为添加酚酞。

9.注意事项。试剂具有一定的腐蚀性,小心操作,勿沾染皮肤,如误入眼中,请立即用清水清洗。

(六)西地那非

1.检测背景。目前,补肾壮阳类中成药,抗疲劳类保健食品以及其他标示上述功能的健康产品中非法添加的物质主要为那非类子拉非类化学成分。西地那非按枸橼酸西地那非计算的临床推荐剂量为50mg/次。

2.适用范围。本法适用于胶囊剂、片剂、丸剂、散剂等固体剂型补肾壮阳类以及抗疲劳类保健食品那非类药品成分的快速检测。

3.基本原理。那非类化合物结构中含哌嗪和吡唑基团，具有3个以上可质子化氮，呈弱碱性，易溶于酸。第一步提取，用4%硫酸提取目标成分；第二步除杂，在酸性条件下，用高锰酸钾溶液将杂质氧化成无色化合物，但那非类不受影响；第三步沉淀，那非类化合物的可质子化氮，在酸性条件下形成阳离子，与三硝基苯酚中的酚羟基阴离子发生反应，生成黄色沉淀。

4.材料试剂。那非类快筛试剂盒（以达元品牌为例）。那非类试剂A、那非类试剂B、那非类试剂C、注射器（2.5mL）、过滤器（25mm）、反应管（5mL）、称量纸（样品前处理用）。

5.技术参数。定性检测。标准溶液检测限0.34mg/mL；胶囊剂样品检测限17.1mg/g。

6.操作步骤。

第一，打开试剂A瓶的瓶盖，样品按以下方法加入试剂A瓶内：①硬胶囊。旋开胶囊壳，取约1/2粒内容物；②软胶囊。用剪刀剪开胶囊壳，挤出约1/2粒内容物；③片剂。压碎成粉末，取约1/2片量；④丸剂，散剂等。取每次服用量的1/8左右，尽量压碎或剪碎。

第二，拧紧瓶盖，大力振摇约1min（丸剂大力振摇2min），静置约30s。

第三，取1支注射器，拔出活塞，接过滤器，倒入试剂A瓶的上层溶液约2mL，用活塞挤压，收集约1mL至反应管中，滴加试剂B，边滴边摇，至紫红色在15s内不褪色。

第四，振摇至紫红色褪去呈无色或浅黄色。若加入试剂B后长时间不褪色，可重新取样前处理后不滴加试剂B直接进行检测。若加入试剂B后出现浑浊或沉淀，应过滤澄清后检测。

第五，滴加2滴（丸剂3滴）试剂C，滴加时勿振摇反应管，立即观察是否产生黄色浑浊（产生雾状物）或黄色沉淀物（析出固体）。

第六，结果判断：若溶液不产生黄色浑浊或沉淀，判为阴性；出现黄色浑浊或沉淀时，振摇反应管使其分散；若黄色浑浊或沉淀消失，则判为阴性；若仍有明显黄色浑浊或沉淀，则判为阳性。

7.法律标准。我国禁止在保健食品中人为添加西地那非等那非类药物成分。

8.注意事项。其主要内容包括:①加入试剂B是为了消除基质干扰。提取溶液颜色越深,消耗试剂B的量越多,此步骤为关键步骤,需严格控制紫红色15s内不褪色;②滴加试剂C时,若样品中那非类成分的量较低时产生浑浊;若添加量较高时产生沉淀。滴加C的量需要严格控制;③尽量取静置后的上清溶液过滤。若个别样品前处理过程中挤压活塞存在较大阻力不易过滤时,请勿大力挤压,应更换过滤器后继续操作;④试剂具有一定的腐蚀性,建议放置在试剂盒中珍珠棉衬垫的空槽操作,避免瓶子倾斜液体流出。如沾染皮肤或误入眼中,请立即用大量清水冲洗。

该试剂盒与拉非类快筛试剂盒组合使用。若其中一种试剂盒的检测结果为阳性,则无须用另一种试剂盒检测。

七、辅助设备

(一)微型电子天平

1.应用背景。部分食品的定量和半定量快速检测需要首先对样品进行定量测定。

2.适用范围。适用于少量样品的快速称量。

3.基本原理。由称重传感器感知外界的重力,再把转换的电信号传送给电子电路,显示被称物体重量。

4.仪器设备。微型电子天平。

5.技术参数。具体技术参数见表3-2。

表3-2　微型电子天平的技术参数

最大量程	50g	120g/150g	250g/360g/500g
最小量程	0.05g	0.3g	0.3g
分度值	0.01g	0.1g	0.1g
标定值	50g	100g	100g
误差范围	±2%		
最佳工作温度	10~30℃		

6.操作步骤。

（1）标定：①按【ON/OFF】键开机；②当显示屏显示"0.00"时，按住【CAL/MODE】键直至显示屏显示"CAL"，进入标定状态；③再按【CAL/MODE】键一次，显示屏上"CAL"闪烁，出现标定数值闪烁，放置标定砝码在秤盘上；④等待数秒，显示"CAL"，则标定成功，进入正常使用状态；⑤显示"CALF"，则发生错误。关机并重复上述步骤"①～④"，进行重新标定。

（2）使用：①【TARE】键用于去皮或清零；②【CAL/MODE】键用于在不同的计量单位间转换；③【MEM】键用于记录已称量的数据。

7.注意事项。要注意：①加载量不能超过最大量程，否则有可能导致永久损坏；②应轻拿轻放，称量时应放在平稳水平面上，不能在潮湿的环境中使用；③严禁淋雨和用水冲洗，可用干、湿软布或洗洁精擦拭；④长期不用应取出电池，显示屏显示"Lo"表示电量过低。

（二）快速超声提取仪

1.应用背景。使用快速超声提取仪可以尽量分离、提取样品的待测物质。

2.适用范围。适用于样品中待测物质的快速提取即样品前处理。

3.基本原理。通过压电换能器产生的快速机械振动波，形成数以万计的具有瞬间高压的微小气泡，来减少目标萃取物与样品基体之间的作用力，从而实现固—液萃取分离。

4.仪器设备。快速超声提取仪。

5.技术参数。容量：0.6L。定时1～30min（可调）。

6.操作步骤。具体步骤如下：①取下提取瓶固定架（椭圆形蓝色塑料盖），在不锈钢提取槽内加入约500mL蒸馏水或纯净水；②放入塑料篮，然后用提取瓶塑料固定架压紧塑料篮使之固定；③使用过程中经常加水保持约500mL，即液面达到槽内不锈钢最上方刻线处；④若提取槽中水浑浊，将浑浊水倒掉，重新加入500mL蒸馏水或纯净水；⑤将提取瓶放入水中，必须使提取槽中水的液面超过提取瓶样品溶液液面；⑥将插头插入220V/50Hz三芯电源插座上，按下【ON】开关键，定时时间到后会自动停止工作；⑦按下【定时】键，调节提取时间（1～30min可调），按住【定时】键，可快速调节定时时间；⑧按【ON】开关键，显示屏显示倒计时时间，提取仪开始工作，当提取时间结束时，显示屏出现"0"，提取仪自动停止工作;⑨再一次按【ON】开关键,提取仪继续按预先设置的提取时间工作,按【ON】开关键或【定时】键可随时停止工作。

7.注意事项。要注意:①使用时一定要注意提取仪中的水位,无水时不能开机工作,否则会造成提取仪的损坏;②如果连续超声提取,当不锈钢提取槽内的水温高于40℃时,需停止使用;待水温恢复至30～40℃时再进行提取;③切勿将提取瓶直接放入不锈钢提取槽内,使瓶底直接接触不锈钢提取槽;否则提取的效果不佳,并且影响提取仪的使用;④在不使用提取仪时,要注意将塑料篮、塑料固定架和提取仪用干软布擦干净后存放于安全干爽的地方;⑤不得将强酸、强碱、不含水的溶剂和易燃液体加入不锈钢提取槽中;⑥提取槽中的水在使用一段时间后会出现浑浊,必须及时更换;⑦仪器电源线接入220V/50Hz三芯电源插座上,但必须有接地装置。

(三)小型恒温水浴锅

1.应用背景。恒温水浴锅是快速检测和实验室中常用的恒温设备。水浴锅的液体介质是水,沸点温度通常为100℃。用水浴锅加热就可以控制一个恒定的温度,以促进样品在较高温度的化学反应或是提高食品中待测物质的迁移率等。

2.适用范围。用于样品前处理时的快速恒温加热。

3.基本原理。恒温水浴锅内水平放置不锈钢管状加热器和传感器。传感器将水槽内水的温度转换为电阻值,经过集成放大器的放大、比较后,输出控制信号,有效地控制电加热管的平均加热功率,使水槽内的水保持恒温。

4.仪器设备。小型恒温水浴锅。

5.技术参数。

(1)控温范围:室温5～100℃。

(2)控温精度:±1℃。

(3)功率:300W。

(4)功能:温度设置并实时显示水浴温度,仪器自动停止加热倒计时功能。

6.操作步骤。具体操作步骤如下:①将温度传感器一端的三孔插座(带螺纹端)与温度控制器上的三孔插头连接后锁定,再将温度控制器上黑色插座与水浴锅上黑色插头连接;②然后倒入蒸馏水至2/3以上,放好不锈钢支撑盘,同时插入温度传感器(金属杆端);③在确认无误后,将温度控制器的电源线接通电源(220V,50Hz),根据需要设置温度和时间;④放入待水浴加热的样品,盖上水浴锅盖;注意:切勿干烧;⑤控制器面板设置。控制面板上部为显示水浴的温度和时间,面板下部为输入预置温度和时间的控制部分;温度设置在0~100℃可调,时间设置在1~99min可调。分别为设置键和加减键。右侧的数码管出现时间明暗显示时,表示倒计时开始。倒计时结束后显示为零。

7.注意事项。要注意:①仪器加热前一定要将温度传感器插入水浴锅的水中,以便进行温度的测量,否则容易造成温度控制器显示温度不准确,无法正常工作;②使用水浴锅时,应经常加水。在水浴锅中没有加水或者水蒸干的情况下,切勿打开电源进行加热;③操作时要注意不要将水或实验用的试剂和溶液洒到仪器上,如果不小心将溶液洒到仪器上,必须及时擦净;不得将强酸、强碱、不含水的溶剂和易燃液体加入水浴锅中,否则对仪器造成腐蚀、损坏和意外事故;④在仪器加热时,应避免直接接触加热器和水浴锅,容易烫伤;⑤水浴锅中的水在使用一段时间后会出现浑浊,必须及时更换。

(四)微型离心机

1.应用背景。微型离心机特别适用于微量过滤,快速从试管壁或试管盖上甩下试剂,以及试管或排管的慢速离心,以获得样品的上清液,便于样品的检测分析。

2.适用范围。浑浊样品的快速分离。

3.基本原理。利用旋转转头产生的离心力,使悬浮液或乳浊液中不同密度、不同颗粒大小的物质分离开来。

4.仪器设备。微型离心机。

5.技术参数。翻盖开关设计,开盖即可自动停止运转。

(1)最高转速:14000r/min。

(2)最大相对离心力:2350g。

(3)定时调节的范围为0~30min。

6.操作步骤。

第一,定时:打开【电源】开关开机后,旋动"定时调节"旋钮,调节到需要设置的时间(0~3min可调),然后按下【启动】键启动分离仪,定时时间到离心机自动停止工作;如果要临时停止离心需按下【停止】键。

　　第二,将待分离的样品溶液加入离心管中,离心管对称放入底座中,盖上盖子即开始离心。从透明上盖观察离心情况,打开盖子即自动停止工作。

　　7.注意事项。要注意:①离心管在仪器离心孔中的位置一定要对称放置,如果样品的个数为奇数,则需在另外1支离心管中加入约相同质量的水,然后对称放入离心孔中再进行样品的分离;②启动离心机前一定要关闭离心机上方的盖子,在离心的过程当中切勿将盖子打开;③待离心机完全停止转动后再取出离心管,不允许用手按住分离仪的转子强行停止其转动,否则会发生意外并且损坏离心机。

第四章　食品安全监测技术的应用研究

第一节　食品中化学检测技术的应用

一、光谱分析法

光谱技术是利用各种化学物质所具有的发射、吸收或散射辐射的特性,对物质进行定性或定量的一种分析技术。它具有灵敏度高,测定简便、快速,试样不被破坏等优点,是一类最常用的化学检测技术。常用的光谱检测技术包括紫外-可见分光光谱技术、红外光谱技术、近红外光谱检测技术等。

(一)紫外-可见分光光度法

1.紫外-可见分光光度法的基本原理。用可见光光源测定有色物质的方法,称为可见光光度法,所用的仪器称为可见分光光度计。用紫外光源测定无色物质的方法,称为紫外分光光度法,所用的仪器称为紫外分光光度计。这两种方法基本原理相同,所以设计时常常将两种不同的光源及一套分光系统合并在一个仪器中,称为紫外-可见分光光度计。每一种物质都有一个特定的紫外-可见吸收光谱,是其物质具有的特性,所以可以同紫外-可见吸收光谱进行物质的定性和定量分析。物质的紫外-可见吸收光谱对应的物质吸收波长范围一般在 200～760nm 区间。

2.紫外-可见分光光度法的应用。紫外-可见分光光度法中的一些类型如双波长分光光度法、导数分光光度法及三波长法等属于定量分析,其特点是不经化学或物理方法分离,就能解决一些复杂混合物中各组分的含量测定,在消除干扰、提高结果准确度方面起了很大的作用。其在食品分析领域应用相当广泛,特别是在测定食品中的铅、铁、砷、铜、锌等离子的含量中的应用。此外,在对食品中番茄红素进行分析时,采用此法可避免其他类胡萝卜素的干扰;还能够对食物中的大豆异黄酮含量进行快速的分析。由于该方法操作简便、成本低廉,在食品卫生国家标准中被广泛采用。

紫外-可见分光光度法在食品微生物检测方面也越来越多,主要是用于测定微生物发酵液中某些产物的浓度。近年来的报道中有使用紫外-可见分光光度法测定FMDV纯化抗原的浓度,用于微生物发酵液中辅酶Q_{10}的快速定量检测,研究发酵液中D-核糖的测定影响因素和规律等。

(二)近红外光谱分析技术

1.近红外光谱分析技术的基本原理。近红外光谱(NIRS)分析技术是综合数学、化学、物理学、计算机技术、信息科学等学科的一门高新分析技术。近红外的整个谱区波长方位根据美国材料检测协会(ASTM)定义为780~2526nm,而在一般应用中把波长在700~2500nm(波数14286~4000cm)范围内的电磁波作为近红外谱区,是人们最早发现的非可见光区域。习惯上又将近红外光划分为短波近红外(700~1100nm)和长波近红外(1100~2500nm)两个区域。

近红外光谱会出现波峰和波谷,因为有机物对红外光谱各个波长都具有不同的吸收率,所以近红外光谱主要鉴定的对象是有机物,既能够完成定性鉴定,也可以完成定量分析。红外光谱记录的是分子中单个化学键的基频振动的倍频和合频信息,它常常受含氢基团H-X(C、N、O)倍频和合频重叠主导,所以在近红外光谱范围内,测量的主要是含氢基团H-X振动的倍频和合频吸收。

2.近红外光谱分析技术的特点。近红外光谱分析技术自身有着独特的优点:①使用近红外光谱分析技术不具有破坏性,不像传统分析技术需要进行相关的反应才能够进行鉴定或者分析,这种技术手段不会主动破坏微生物的本来结构;②近红外光谱分析技术不需要对待检样品进行前处理,不需要消耗其他材料,所以耗费成本较低,分析重现性好;③鉴定效率快。能够在几分钟内,只需要一次对被测样品完成一次近红外光谱的采集测量就可以完成其多项相关的测定工作。

但是,近红外光谱分析技术也有不足之处。因为物质在近红外区吸收能力较弱,所以这一区域鉴定灵敏度较低。另外,需要专业素养较高的人员进行建模和操作,专业的精良化学仪器造价昂贵,模型必须经常进行更新和维护。

3.近红外光谱分析技术的应用。国外的研究人员利用中红外光谱分析法对微生物的分类进行过研究,主要是对食品加工制作过程中常用的微生物如细菌、酵母菌等进行分类鉴别。在食品微生物检测方面,通过食品中致病菌的FTNIR谱来获得细胞壁的组成及其生物大分子结构的信息,继而分离出食品中致病菌的特征光谱带,通过研究近红外光对其生物细胞的作用机制,为建立一种快速简便的检测方法提供依据。

二、色谱分析法

(一)气相色谱法(GC)

气相色谱法也称为气体色谱法或者气相层析法。气相色谱法主要是利用各组分在色谱柱中的吸附力和溶解度不同进行分离操作,统筹采用冲洗法进行分离。

1.气相色谱法的基本原理。每种物质都有固定相和流动相两种形态而且分配系数也不相同,当物质在两相中做相对运动时,试样中的各个组分由于在流动相和固定相相互交换中彼此分离,虽然原来的待检样品中各个组成成分的分配系数只有微小的差异,但是通过流动相和固定相直接的频繁转换依然可以达到分离的目的。气相色谱法经常应用在微生物鉴定领域中,主要应用在大量分析检测各种常见的细菌、酵母菌和霉菌等。首先将待检微生物的细胞经过水解、分解、提取或者硅烷化等方法处理,然后分离出尽可能多的各个组分供气相进行分析。

2.气相色谱法的应用。气相色谱法中的顶空气气相色谱法通过检测食品密闭包装顶部的空气部分或者培养基密闭空间最顶部的空气部分,鉴定其新陈代谢作用的产物CO_2含量来分析和判别微生物的类型。顶空气气相色谱法被广泛应用于食品检测行业,尤其是检测酵母菌、乳酸菌、霉菌和大肠埃希菌等常见污染菌的污染程度。这种方法的优点是灵敏度高,检测速度快,测量范围在$10 \sim 10^8$cfu/mL的鉴定效果最好。

热裂解气相色谱法,主要应用在发生化学反应过程中对热裂解过程产生的气体进行分析鉴定。在实验室的检测和鉴定微生物细胞领域有着重要的作用。其主要标记对象细菌热裂解产生的独特裂解产物,如2-呋喃甲醛、吡啶二羧酸等,对细菌进行检测和鉴定。气相色谱仪是完成气相色谱法的工具,它是以气体为流动相采用冲洗法来实现柱色谱技术的装置。载气从高压钢瓶经减压阀流出,通过净化器除去杂质,再由针形调节阀调节流量。然后通过进样装置,把注入的样品带入色谱柱。最后,把在色谱柱中被分离的组分带入检测器,进行鉴定和记录。

(二)高效液相色谱法(HPLC)

高效液相色谱法是食品检测中一种高效、快速的分离分析技术,它在经典液相色谱基础上,引入了气相色谱的理论,在技术上采用了高压泵、高效固定相和高灵敏度检测器,因而具备速度快、效率高、灵敏度高、检测限度低、操作自动化等特点,使之成为目前最热门的食品检测技术之一。高效液相色谱法可用来作液固吸附、液液分配、离子交换和空间排阻色谱(凝胶渗透色谱)分析。对试样的要求,只要能制成溶液,而不需要汽化,因此不受试样挥发性质的限制,对于高沸点、热稳定性差、相对分子质量大(>400)的有机物(这些有机物几乎占有机物总数的75%~80%)原则上都可以用高效液相色谱法来进行分离、分析。

第二节　食品中微生物检测技术的应用

一、细菌的生物鉴定技术

(一)微生物定量检测技术

1.直接计数法。食品检测中一般进行定量检测的主要为卫生指示菌,如菌落总数、大肠菌群、霉菌、酵母菌、真菌等。在新发布的乳制品安全标准中金黄色葡萄球菌也为定量检测。

(1)稀释:稀释液的选择。一般为灭菌0.85%生理盐水、灭菌磷酸缓冲溶液或灭菌蒸馏水。比较接近中性的样品,用生理盐水做稀释剂即可。有些样品的pH偏酸或者偏碱,用磷酸盐缓冲液稀释,目的是让样品液的pH接近中性以利于目标菌的生长。含盐量较高的食品可选择灭菌蒸馏水。

1)稀释方式:在食品检测中一般以1:10的方法将固体或液体样品进行均匀稀释,如259mL样品+225mL稀释液,如需1:100、1:1000稀释可选择从上一级的稀释液中吸取1mL样品匀液+9mL稀释液进行稀释,制成10倍递增的稀释液,每递增稀释一次必须更换1支1mL吸管。稀释完毕后必须充分振摇试管使样品液混合均匀。进行霉菌酵母菌计数时稀释管中的稀释液必须用吸管反复吹吸以便使霉菌孢子打开。

2)稀释度的选择:稀释度的选择一般是根据标准要求或对样品污染情况的估计,选择2~3个适宜稀释度,如果估计样品污染严重或标准中的要求较高,比如,GB 16869—2005《鲜、冻禽产品》中菌落总数的要求为鲜禽产品≤1×10^6cfu/g,则此时可选择稀释度为10^{-3}、10^{-4}、10^{-5}进行检验。一般污染情况不严重的产品稀释度选择10^{-1}、10^{-2}、10^{-3}即可。

(2)培养:将稀释好的稀释液分别在制作10倍递增稀释液的同时,用吸取该稀释液的吸管吸取1mL稀释液于灭菌平皿中,每个稀释度做2个平皿。在做样品的同时应做空白对照,空白对照可选择加有1mL稀释液(不含样品)的灭菌平皿或者直接使用空的灭菌平皿,具体依据标准中的要求。

稀释液和空白对照移入平皿后,将凉至适宜温度的琼脂培养基倾注入平皿内15~20mL,并转动平皿混合均匀。待琼脂凝固后翻转平皿,置于细菌适宜温度的培养箱内培养一定的时间(具体按照各类标准的规定),取出后计算平板内的菌落数目(计数方法按标准规定)乘以该平皿的稀释倍数即得1g(mL)样品所含的微生物数。

(3)注意事项:为了正确地反映食品中各种微生物存在的真实情况,检验时必须遵循以下要求和规定。

第一,检验中所需玻璃器皿必须是完全灭菌的,并在灭菌前彻底清洗干净,新的玻璃器皿在使用前必须用肥皂水等煮沸清洗以便除去器皿上的油脂成分。

第二,每递增稀释一次时必须另换1支1mL的灭菌吸管,吸管在进出装有稀释液的玻璃瓶或试管时不要触及瓶口或试管外侧部分。在做10倍递增稀释液时,吸管插入检样稀释液内不能低于液面2.5cm,以免吸空。吸入液体时,应先高于吸管刻度,然后提起吸管尖端离开液面,将尖端贴于试管的内壁使吸管内的液体调至所要求的刻度,这样取样准确。当用吸管将检样稀释液加至另一装有9mL空白稀释液的管内时,应小心沿管壁加入,不要触及管内稀释液,以防吸管尖端外侧部分黏附的检液也混入其中,影响计数结果。

第三,为防止细菌增殖产生片状菌落,可在第一次倾注的琼脂凝固后再覆盖一层琼脂,待琼脂凝固后将平皿翻转培养以防止冷凝水落到培养基表面而影响菌落形成。

2.最大近似值法(MPN法)。最大近似值法又称稀释培养计数,是样品中活菌密度的估测。我国普遍将MPN法应用于大肠菌群、大肠埃希菌等的检测。该方法是将待测样品作一系列稀释,一直稀释到将少量(1mL)的样品液接种到新鲜培养基中没有或极少出现生长繁殖。根据没有生长的最低稀释度与出现生长的最高稀释度,采用"最大近似值"理论,可以计算出样品单位体积中细菌数的近似值。

在食品微生物检验方法中用到最多的是9管法,即取3个连续稀释度,每个稀释度接种3管。最大近似值法的优点是在细菌含量较低(100个/g)时,以及测定在一个混杂的微生物群落中虽不占优势,但却具有特殊生理功能的类群(如大肠菌群的数量)尤其有用。缺点是结果是近似值而非绝对值,作为定量方法,在读取结果时需考虑95%的可信区间。

(二)微生物定性检测技术

1.增菌培养。致病性微生物在产品中含量较少,为了使微生物达到一定的检测浓度,我们会给微生物的繁殖提供特定的生长环境,这种给予微生物繁殖的方式叫作增菌培养。增菌培养基大多为液体培养基,根据培养目标分选择性增菌培养基、非选择性增菌培养基。选择性增菌培养基指能够保证特定的微生物在其中繁殖,而部分或全部抑制其他微生物生长的培养基(如亚硒酸盐半胱氨酸增菌液SC);非选择性增菌培养基是能够保证大多数微生物生长(如营养肉汤)的培养基。直接用选择性分离培养基提取所需的菌太少,需用增菌培养基培养后再划线挑取单个菌落。

增菌培养基的选择主要根据需分离的微生物的特性而选择。有些致病性微生物在食品中含量较少,且常在食品加工过程中易受到损伤而处于濒死的状态,因此为了分离某些食品中的微生物,对某些加工食品必须经过前增加处理,用无选择性的增菌液使处于濒死状态的微生物恢复其活力,再进行选择性增菌使目标微生物得以增殖,而大多数的其他细菌受到抑制,以便下一步的分离培养。如食品中沙门氏菌的增菌可先用无选择性的BPW增菌液先使受损的沙门氏菌恢复活力,然后选用可抑制其他肠道菌的SC和TTB进行选择性增菌。阪崎肠杆菌、单核细胞增生李斯特氏菌等检测亦须选择两次增菌的方式。弧菌属的微生物在一定含盐的培养基中生长的较好而其他微生物如肠道致病菌在这种环境中不生长,根据此特点一般弧菌属的选择性含盐增菌液(如副溶血性弧菌)为3%NaCl碱性蛋白胨水。

2.分离培养。待检测的致病菌经增菌后,将目标菌分离出可供生化反应的单菌落的过程叫作分离培养。支持微生物生长的固体或半固体培养基叫作分离培养基。分离培养基可分为选择性分离培养基和非选择性分离培养基。选择性分离培养基支持特定微生物的生长而抑制其他微生物生长(如PALCAM琼脂、麦康凯琼脂)。对微生物没有选择性抑制的分离培养基为非选择性分离培养基(如营养琼脂),主要用作微生物的纯培养。在选择性分离培养基上生长的微生物可能会被培养基中的一些抑制成分影响下一步的生化反应结果,因此一般在使用选择性分离培养基分离出可疑目标菌后用非选择性分离培养基对可疑菌落进行纯培养恢复其活力后再进行生化反应。

3.形态特征的鉴别。微生物的形态特征鉴别是致病菌检测中的重要辅助部分,细菌的涂片和染色是微生物学中的一项基本技术。革兰染色法是细菌学中广泛使用的一种鉴别染色法,1884年由丹麦病理学家Christain Gram创立。未经染色之细菌,由于其与周围环境折光率差别甚小,故在显微镜下极难观察。染色后的细菌与环境形成鲜明对比,可以清楚地观察到细菌的形态、排列及某些结构特征,而用以分类鉴定。细菌染色常用碱性染料进行染色,因为在中性、碱性或弱酸性溶液中,细菌细胞通常带负电荷,而碱性染料在电离时,其分子的染色部分带正电荷,因此碱性染料的染色部分很容易与细菌结合使细菌着色。经染色后的细菌细胞与背景形成鲜明的对比,在显微镜下更易于识别。

4.生化反应。不同细菌分解、利用糖类、脂肪类和蛋白质类物质的能力不同,所以其发酵的类型和产物也不相同,此种反应我们称之为细菌的生理生化反应。通过细菌独特的生化反应可以对细菌进行鉴定。即使在分子生物学技术和手段不断发展的今天,细菌的生理生化反应在菌株的分类鉴定中仍有很大作用。以下简介几种常见的细菌生化反应及其应用原理,以便在今后发现未知细菌的时候可适当选择生化反应以此建立其特有的生化反应体系。

(1)糖类发酵试验:其原理是不同的细菌含有发酵不同糖的酶,因而发酵糖的能力各异,产物也各不相同,如有的细菌分解糖类后产酸产气,有的产酸不产气。不同细菌可根据细菌分解利用糖能力的差异表现出是否产酸产气作为鉴定菌种的依据。细菌发酵糖的过程主要是由多糖→单糖→丙酮酸→酸性产物→培养基 pH↓→指示剂呈酸性变色。在糖发酵培养基中常加入指示剂溴甲酚紫(pH 在 5.2 以下呈黄色,pH 在 6.8 以上呈紫色)或酚红,经培养后根据指示剂的颜色变化来判断。是否产气可在发酵培养基中放入倒置小导管观察。

糖发酵试验是常用的鉴别微生物的生化反应,在肠道细菌的鉴定上尤为重要,绝大多数细菌都能利用糖类作为碳源,但是它们在分解糖类物质的能力上有很大的差异。例如,大肠埃希菌能分解乳糖和葡萄糖产酸并产气;伤寒杆菌分解葡萄糖产酸不产气,不能分解乳糖;普通变形杆菌能分解葡萄糖产酸产气,不能分解乳糖。

1)V-P 试验原理:细菌发酵葡萄糖,产生丙酮酸,丙酮酸脱羧生成乙酰甲基甲醇,在碱性环境中乙酰甲基甲醇被氧化为二乙酰甲基甲醇,二乙酰与蛋白胨中的精氨酸所含的胍基结合,生成红色化合物,称为 V-P 试验(+),主要用于不同肠杆菌科各菌属的鉴别。

2)甲基红试验(M.R 试验):肠杆菌科各菌属都能发酵葡萄糖,在分解葡萄糖过程中产生丙酮酸,进一步分解中由于糖代谢的途径不同,可产生乳酸、琥珀酸、醋酸和甲酸等生成大量混合酸,使培养基 pH 维持在 4.5 以下,使甲基红指示剂变红。此为甲基红试验阳性。甲基红试验与 V-P 试验均使用葡糖糖蛋白胨水培养物。

3)三糖铁试验:用于观察细菌对糖的利用和硫化氢的产生。该培养基含有乳糖、蔗糖和葡萄糖的比例为 10:10:1,只能利用葡萄糖的细菌,葡萄糖被分解产酸可使斜面先变黄,但因量少,生成的少量酸,因接触空气而氧化,加之细菌利用培养基中含氮物质生成碱性产物,故使斜面后来又变红,底部由于是在厌氧状态下,酸类不被氧化,所以仍保持黄色。

4)β-半乳糖苷酶试验(ONPG试验):乳糖发酵过程中需要乳糖通透酶和β-半乳糖苷酶才能快速分解。有些细菌只有半乳糖苷酶,因而只能迟缓发酵乳糖,所有乳糖快速发酵和迟缓发酵的细菌均可快速水解邻硝基酚-β-D-半乳糖苷(O-NitropHeny-β-D-Galactopyranoside,ONPG)而生成黄色的邻硝基酚。用于枸橼酸菌属、亚利桑那菌属与沙门菌属的鉴别。

(2)蛋白质类代谢试验。

1)靛基质试验(吲哚试验):有些细菌含色氨酸酶,可分解蛋白胨中的色氨酸生成靛基质(吲哚),靛基质与试剂对二甲基氨基苯甲醛作用,生成红色的玫瑰靛基质。

2)苯丙氨酸脱氨试验:有些细菌具有的苯丙氨酸脱氨酶,可使培养基中的苯丙氨酸脱氨,形成苯丙酮酸,后者与三氯化铁作用,形成绿色化合物,培养基呈绿色,称为苯丙氨酸脱氨试验(+)。

3)尿素酶试验:产生脲酶的细菌,能水解尿素生成氨和CO_2,氨使培养基pH值变高呈碱性,使培养基变红色,称为尿素酶试验(+)。主要用于肠杆菌科变形杆菌属、普罗威登菌属、克雷伯菌属及假单胞菌属的鉴定。

4)硫化氢试验:某些细菌能分解含硫氨基酸生成硫化氢,与亚铁离子或铅离子结合形成黑色沉淀物。主要用于鉴别肠杆菌科细菌,如沙门菌属、枸橼酸杆菌属、变形杆菌属、爱德华菌属等为阳性,其他菌属大多为阴性。但沙门菌属中亦有部分硫化氢阴性菌株,如甲型副伤寒、仙台、猪霍乱沙门菌等。

5)明胶液化试验:细菌分泌的胞外蛋白水解酶(明胶酶)能分解明胶,使明胶失去凝固能力而液化。奇异变形杆菌、普通变形杆菌、沙雷菌属和阴沟肠杆菌等能液化明胶,肠杆菌科中的其他细菌很少液化明胶。有些厌氧菌如产气荚膜梭菌、脆弱类杆菌等也能液化明胶。另外,许多假单胞菌也能产生明胶酶而使明胶液化。

(3)碳源和氮源利用试验。

1)枸橼酸盐利用试验:某些细菌能利用培养基中的枸橼酸盐作为唯一的

碳源,也能利用其中的铵盐作为唯一碳源,细菌生长过程中分解枸橼酸盐产生碳酸盐和分解铵盐生成的氨,使培养基变碱,指示剂溴麝香草酚蓝在pH6.0以下呈黄色,pH7.6以上呈蓝色,经培养后根据指示剂的颜色变化来判断,培养基呈蓝色称为枸橼酸盐(+)。

选择特定的生化反应即可对细菌进行初步鉴别,如IMViC是吲哚(indol)、甲基红(methy red test)、V-P(Voges-Prokauer test)和柠檬酸盐(citrate test)四个实验的缩写,主要用于快速鉴别大肠埃希菌和产气肠杆菌。

2)马尿酸钠水解试验:某些细菌可具有马尿酸水解酶,可使马尿酸水解为苯甲酸和甘氨酸,苯甲酸与三氯化铁试剂结合,形成苯甲酸铁沉淀,主要用于B群链球菌的鉴定。

3)乙酰胺利用试验原理:许多非发酵菌产生一种脱酰胺酶,可使乙酰胺经脱酰胺作用释放氨,使培养基变碱,主要用于非发酵菌的鉴定。铜绿假单胞菌、去硝化产碱杆菌、食酸假单胞菌为阳性,其他非发酵菌大多数为阴性。

(4)其他生化实验。

1)氧化酶试验:氧化酶又称细胞色素氧化酶,是细胞色素氧化酶系统中的最终呼吸酶。此酶并不直接与氧化酶试剂起反应,而是先使细胞色素C氧化,然后此氧化型细胞色素C再对苯二胺氧化,产生颜色反应。因此,本试验结果与细胞色素C的存在有关。阳性者立即变粉红色,5~10s内呈深紫色,无色为阴性。试验时应避免接触含铁物质,以免出现假阳性。10g/L盐酸四甲基对苯二胺或10g/L盐酸四甲基对苯二胺水溶液为无色溶液,在空气中易被氧化而失效,故应经常更换新试剂,并盛于棕色瓶中,若试剂已变成深蓝色,应弃去不用。

2)触酶试验:触酶又称过氧化氢酶,具有过氧化氢酶的细菌,能催化过氧化氢成为水和原子态氧,继而形成氧分子,出现气泡。3%H_2O_2溶液要新鲜配制,不宜用血琼脂平板上生长的菌落,因红细胞含有触酶,可致假阳性反应。

3)凝固酶试验:凝固酶试验是鉴定葡萄球菌致病性的重要试验。致病性葡萄球菌可产生两种凝固酶,一种是与细胞壁结合的凝聚因子,称结合凝固酶,它直接作用于血浆中纤维蛋白原,使发生沉淀,包围于细菌外面而凝聚成块,玻片法阳性结果是由此凝聚因子所致;另一种凝固酶分泌至菌体外,称为游离凝固酶,它能使凝血酶原变成凝血酶类产物,使纤维蛋白原变为纤维蛋白,从而使血浆凝固。试管法可同时测定结合型和游离型凝固酶。

4)DNA酶试验:某些细菌能产生DNA酶,水解外源性DNA使之成为寡核苷酸。DNA可被酸沉淀,而寡核苷酸则不会。故在DNA琼脂平板上加盐酸后,可在菌落周围形成透明区。沙雷菌、变形杆菌和金黄色葡萄球菌DNA酶均为阳性。

5)硝酸盐还原试验:硝酸盐还原反应包括两个过程,其一是在合成代谢过程中,硝酸盐还原为亚硝酸盐和氨,再由氨转化为氨基酸和细胞内其他含氮化合物;其二是在分解代谢过程中,硝酸盐或亚硝酸盐代替氧作为呼吸酶系统中的终末受氢体。硝酸盐还原过程可因细菌不同而异,有的细菌仅使硝酸盐还原为亚硝酸盐,如大肠埃希菌等;有的细菌可使其还原为亚硝酸盐和离子态的铵;有的细菌能使硝酸盐或亚硝酸盐还原为氮,如沙雷菌属;有的细菌还可以将其还原产物在合成性代谢中完全利用。硝酸盐或亚硝酸盐如果还原生成气体的终末产物如氮或氧化氮,则称为脱硝化或脱氮化作用。某些细菌能还原硝酸盐为亚硝酸盐,亚硝酸盐与醋酸作用,生成亚硝酸,亚硝酸与试剂中的对氨基苯磺酸作用生成重氮基苯磺酸,后者与α-萘胺结合生成N-α萘胺偶苯磺酸,本试验广泛用于细菌鉴定。

(5)血清学鉴定:血清学试验是根据抗原与相应的抗体在适宜的条件下,能在体外发生特异性结合的原理,用已知抗体或抗原来检测未知抗原或抗体。因抗体主要存在于血清中,抗原或抗体检测时一般都要采用血清,故体外的抗原抗体反应亦称为血清学试验或血清学反应。血清学鉴定即用含已知特异性抗体的免疫血清(诊断血清)去检测培养物中的未知细菌或细菌抗原,以确定病原菌的种或型。血清学试验是微生物学检验的重要方法之一。

食品微生物检测涉及血清学鉴定的主要有以下几种微生物:沙门氏菌、志贺氏菌、大肠埃希菌、霍乱弧菌、大肠埃希菌0157:H7、副溶血性弧菌等。

(6)其他试验:通过以上的生化试验可将大部分的微生物进行区分,但是也有部分微生物在生化反应上极为相似,很难区分,对此类微生物进行鉴定时除进行以上生化反应外,需加做附加实验以示区分。

二、食品中致泻性大脑埃希菌检验

大肠埃希菌俗称大肠杆菌，是人类和动物肠道正常菌群的主要成员，每克粪便中约含有 10^9 个大肠埃希菌。其随粪便排出后，广泛分布于自然界。食品中检出大肠埃希菌，即意味着直接或间接地被粪便污染，故在卫生学上被称为卫生监督的指示菌。

（一）生物学特性

1. 形态染色。本属细菌均为革兰阴性两端钝圆的中等杆菌，大小为（2～3）$\mu m \times 0.61 \mu m$，有时近似球形。多数菌株有 5～8 根鞭毛，运动活泼，周身有菌毛。对一般碱性染料着色良好，有时两端着色较深。

2. 培养特性。本属细菌为需氧或兼性厌氧菌，对营养要求不高，在普通培养基上均能生长良好。最适 pH 为 7.2～7.4，最适温度为 37℃。

3. 生化特性。大肠埃希菌发酵葡萄糖、麦芽糖、甘露醇等，均产酸产气，大部分菌株可迅速发酵乳糖。

各菌株对蔗糖、水杨苷、卫矛醇及棉籽糖的发酵力不一致，MR 反应阳性，V-P 反应阴性，尿素酶阴性，不形成 H_2S，能产生吲哚，不能在含 KCN 的培养基中生长，不利用柠檬酸盐，可使谷氨酸和赖氨酸脱去羧基，苯丙氨酸反应为阴性。

4. 抵抗力。本属细菌在自然界生存能力较强，在土壤、水中可存活数月，在冷藏条件下存活更久，对热抵抗力不强，60℃以上 30min 即可杀死。

本属细菌对磺胺、链霉素、土霉素、金霉素和氯霉素等敏感，而青霉素对它的作用弱，易产生耐药菌株。

（二）检验

1. 设备和材料。冰箱（2～5℃）；恒温培养箱[（36±1）℃、（42±1）℃]；恒温水浴锅[100℃、（50±1）℃]；显微镜（10×～100×）；离心机（3000r/min）；酶标仪；均质器或灭菌乳钵；架盘药物天平：0～500g，精准至 0.5g；细菌浊度比浊管（McFarland3 号）；灭菌广口瓶：500mL；灭菌锥形瓶：500mL、250mL；灭菌吸管：1mL、5mL；灭菌培养皿；灭菌试管；注射器；灭菌的刀子、剪子、镊子等；小白鼠：1～4 日龄；硝酸纤维素滤膜：150mm×50mm。

2. 培养基和试剂。产肠毒素 LT 和 ST 大肠埃希菌标准菌株；抗 LT 抗毒素；多黏菌素 B 纸片；0.1% 硫柳汞溶液；2% 伊文思兰溶液。

3.检验原理和程序。致泻大肠埃希菌的检验原理为:通过非选择性的营养肉汤进行预增菌,使受损的微生物细胞恢复到正常而稳定的生理状态并进行一定程度的增殖;转接到肠道菌增菌肉汤中,大肠埃希菌持续增殖且革兰阳性菌和多数非肠道菌群被抑制生长;用选择性培养基进行分离纯化,得到肉眼可见的疑似大肠埃希菌的菌落;采用生化试验对疑似大肠埃希菌进行鉴定;鉴定为大肠埃希菌后,进行毒力特征基因PCR确认试验和血清学试验,根据试验结果报告是否检出致泻大肠埃希菌及血清型别。致泻大肠埃希菌检验程序如图4-1所示。

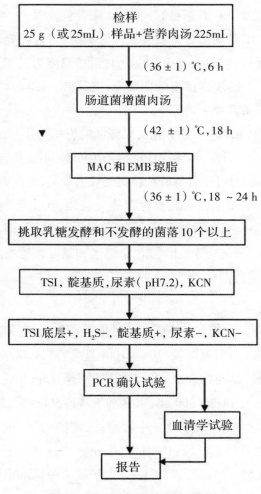

图4-1 致泻大肠埃希菌检验程序

4.操作步骤。

(1)样品制备。

1)或半固态样品:固体或半固态样品,以无菌操作称取检样25g,加入装有225mL营养肉汤的均质杯中,用旋转刀片式均质器以8000~10000r/min均质1~2min;或加入装有225mL营养肉汤的均质袋中,用拍击式均质器均质1~2min。

2)样品:以无菌操作量取检样25mL,加入装有225mL营养肉汤的无菌锥形瓶(瓶内可预置适当数量的无菌玻璃珠),振荡混匀。

(2)增菌:将步骤(1)制备的样品匀液于(36±1)℃培养6h。取10μL,接种于30mL肠道菌增菌肉汤管内,于(42±1)℃培养18h。

(3)分离:将增菌液划线接种MAC和EMB琼脂平板,于(36±1)℃培养18~24h,观察菌落特征。在MAC琼脂平板上,分解乳糖的典型菌落为砖红色至桃红色,不分解乳糖的菌落为无色或淡粉色;在EMB琼脂平板上,分解乳糖的典型菌落为中心紫黑色带或不带金属光泽,不分解乳糖的菌落为无色或淡粉色。

(4)生化试验:①选取平板上可疑菌落10~20个(10个以下全选),应挑取乳糖发酵以及乳糖不发酵和迟缓发酵的菌落,分别接种TSI斜面,同时将这些培养物分别接种蛋白胨水、尿素琼脂(pH7.2)和KCN肉汤,于(36±1)℃培养18~24h;②TSI斜面产酸或不产酸,底层产酸,靛基质阳性,H_2S阴性和尿素酶阴性的培养物为大肠埃希菌。TSI斜面底层不产酸,或H_2S、KCN、尿素有任一项为阳性的培养物,均非大肠埃希菌。必要时做革兰染色和氧化酶试验。大肠埃希菌为革兰阴性杆菌,氧化酶阴性;③如选择生化鉴定试剂盒或微生物鉴定系统,可从营养琼脂平板上挑取经纯化的可疑菌落用无菌稀释液制备成浊度适当的菌悬液,使用生化鉴定试剂盒或微生物鉴定系统进行鉴定。

(5)PCR确认试验。

第一,取生化反应符合大肠埃希菌特征的菌落进行PCR确认试验。PCR实验室区域设计、工作基本原则及注意事项应参照《疾病预防控制中心建设标准》(JB 127—2009)和国家卫生和计划生育委员会(原卫生部)《医疗机构临床基因扩增管理办法》附录(医疗机构临床基因扩增检验实验室工作导则)。

第二,使用1μL接种环刮取营养琼脂平板或斜面上培养18~24h的菌落,悬浮在200μL0.85%灭菌生理盐水中,充分打散制成菌悬液,于13000r/min离心3min,弃掉上清液。加入1mL离子水充分混匀菌体,于100℃水浴或者金属浴维持10min;冰浴冷却13000r/min离心3min,收集上清液;按1∶10的比例用灭菌去离子水稀释上清液,取2μL作为PCR检测的模板;所有处理后的DNA模板直接用于PCR反应或暂存于4℃并当天进行PCR反应,否则,应在-20℃以下保存备用(1周内)。也可用细菌基因组提取试剂盒提取细菌DNA,操作方法按照细菌基因组提取试剂盒说明书进行。

第三,每次PCR反应使用EPEC、EIEC、ETEC、STEC/EHEC、EAEC标准菌株作为阳性对照。同时,使用大肠埃希菌ATCC25922或等效标准菌株作为阴性对照,以灭菌去离子水作为空白对照,控制PCR体系污染,致泻大肠埃希菌特征性基因见表4-1。

表4-1　五种致泻大肠埃希菌特征基因

致泻大肠埃希菌别	特征性基因
EPEC	escV 或 eac、bfpB
STEC/EHEC	escV 或 eac、stx1、stx2
EIEC	invE 或 ipaH
ETEC	Lt、stp、sth
EAEC	astA、aggR、pic

第四,PCR反应体系配制。每个样品初筛需配置12个PCR扩增反应体系,对应检测12个目标基因,具体操作如下:使用TE溶液(pH8.0)将合成的引物干粉稀释成100μmol/L储存液。根据每种目标基因对应PCR体系内引物的终浓度,使用灭菌去离子水配制12种目标基因扩增所需的10×引物工作液(以uidA基因为例,见表4-2)。将10×引物工作液、10×PCR反应缓冲液、25mmol/L MgC$_{l2}$、2.5mmol/L dNTPs、灭菌去离子水从-20℃冰箱中取出,融化并平衡至室温,使用前混匀;5U/μL Taq酶在加样前从-20℃冰箱中取出。每个样品按表4-3所示的加液量配制12个25μL反应体系,分别使用12种目标基因对应的10×引物工作液。

表4-2　每种目标基因扩增所需10x引物工作液配制表

引物名称	体积
100μmol/L uidA-F	$10 \times n$
100μmol/L uidA-R	$10 \times n$
灭菌去离子水	$100^{-2} \times (10 \times n)$
总体积	100

注:n——每条引物在反应体系内的终浓度

表4-3　五种致泻大肠埃希菌目标基因扩增体系配制表

试剂名称	加样体积
灭菌去离子水	12.1
10×PCR反应缓冲液	2.5
25mmol/L MgC$_{12}$	2.5
2.5mmol/L dNTPs	3.0
10×引物工作液	2.5
5U/μL Taq酶	0.4
DNA模板	2.0
总体积	2.5

第五,PCR循环条件。预变性94℃,5min,变性94℃,30s,复性63℃,30s,延伸72℃,1.5min,30个循环;72℃延伸5min。将配制完成的PCR反应管放入PCR仪中,核查PCR反应条件正确后,启动反应程序。

第六,称量4.0g琼脂糖粉,加入至200mL的1×TAE电泳缓冲液中,充分混匀。使用微波炉反复加热至沸腾,直到琼脂糖粉完全融化形成清亮透明的溶液。待琼脂糖溶液冷却至60℃左右时,加入溴化乙锭(EB)至终浓度为0.5μg/mL,充分混匀后轻轻倒入已放置好梳子的模具中,凝胶长度要大于10cm,厚度宜为3~5mm。检查梳齿下或梳齿间有无气泡,用一次性吸头小心排掉琼脂糖凝胶中的气泡。当琼脂糖凝胶完全凝结硬化后,轻轻拔出梳子,小心将胶块和胶床放入电泳槽中,样品孔放置在阴极端。向电泳槽中加入1×TAE电泳缓冲液,液面高于胶面1~2mm。将5μL PCR产物与1μL 6×上样缓冲液混匀后,用微量移液器吸取混合液垂直伸入液面下胶孔,小心上样于孔中;阳性对照的

PCR反应产物加入最后一个泳道；第一个泳道中加入2μL分子量Marker。接通电泳仪电源，根据公式：电压=电泳槽正负极间的距离(cm)×5V/cm计算并设定电泳仪电压数值；启动电压开关，电泳开始以正负极铂金丝出现气泡为准。电泳30～45min后，切断电源。取出凝胶放入凝胶成像仪中观察结果，拍照并记录数据。

第七，结果判定。电泳结果中空白对照应无条带出现，阴性对照仅有uidA条带扩增，阳性对照中出现所有目标条带，PCR试验结果成立。根据电泳图中目标条带大小，判断目标条带的种类，记录每个泳道中目标条带的种类。

第八，如用商品化PCR试剂盒或多重聚合酶链反应(MPCR)试剂盒，应按照试剂盒说明书进行操作和结果判定。

(6)血清学试验(选做项目)。

1)取PCR试验确认为致泻大肠埃希菌的菌株进行血清学试验。注意应按照生产商提供的使用说明进行O抗原和H抗原的鉴定。当生产商的使用说明与下面的描述可能有偏差时按生产商提供的使用说明进行。

2)O抗原鉴定。

第一步，假定试验。挑取经生化试验和PCR试验证实为致泻大肠埃希菌的营养琼脂平板上的菌落。根据致泻大肠埃希菌的类别，选用大肠埃希菌单价或多价OK血清做玻片凝集试验。当与某一种多价OK血清凝集时，再与该多价血清所包含的单价OK血清做凝集试验。致泻大肠埃希菌所包括的O抗原群见表4-4。如与某一单价OK血清呈现凝集反应，即为假定试验阳性。

表4-4 致泻大肠埃希菌主要的O抗原

DEC类别	DEC主要的O抗原
EPEC	O26、O55、O86、O11ab、O114、O119、O125ac、O127、O128ab、O142、O158…
STEC/EHEC	O4、O26、O45、O91、O103、O104、O111、O113、O121、O128、O157…
EIEC	O28ac、O29、O112ac、O115、O124、O135、O136、O143、O144、O152、O164、O167…
ETEC	O6、O11、O15、O20、O25、O26、O27、O63、O78、O85、O114、O115、O128ac、O148、O149、O159、O166、O167…
EAEC	O9、O62、O73、O101、O134…

第二步，证实试验。用0.85%灭菌生理盐水制备O抗原悬液，稀释至与

Mac Farland 3 号比浊管相当的浓度。原效价为 1∶(160~320)的 O 血清,用 0.5% 盐水稀释至 1∶40。将稀释血清与抗原悬液于 10mm×75mm 试管内等量混合,做单管凝集试验。混匀后放于(50±1)℃水浴箱内,经 16h 后观察结果。如出现凝集,可证实为该 O 抗原。

3)H 抗原鉴定。

第一步,取菌株穿刺接种半固体琼脂管,(36±1)℃培养 18~24h,取顶部培养物 1 环接种至 BHI 液体培养基中,于(36±1)℃培养 18~24h。加入福尔马林至终浓度为 0.5%,做玻片凝集或试管凝集试验。

第二步,若待测抗原与血清均无明显凝集,应从首次穿刺培养管中挑取培养物,再进行 2~3 次半固体管穿刺培养,按照步骤一进行试验。

(7)结果报告:①根据生化试验、PCR 确认试验的结果,报告 25g(或 25mL)样品中检出或未检出某类致泻大肠埃希菌;②如果进行血清学试验,根据血清学试验的结果,报告 25g(或 25mL)样品中检出的某类致泻大肠埃希菌血清型别。

第三节　食品中物理学检测技术的应用

一、核磁共振技术

(一)核磁共振技术概述

原子是由电子和原子核组成的。原子核带正电,它们在不断地做自旋运动。当外磁场时,按量子力学原则,允许的自旋态也是量子化的,因此在磁场中不同取向的自旋核所具有的能量就会有所不同,即能级产生了分裂。当外加合适频率的电磁波时,可以引起原子核两个能级的跃迁:处于低能级的核可以吸收频率与其旋转频率相同的电磁波跃迁到高能级,使原子核的能量增加,而处于高能级者则发射能量回到低能级,两者跃迁的概率是相同的,但由于任意温度下处于低能级的核总是多于处于高能级的核,因此总体来说仍表现为对电磁波的净吸收现象。核磁共振(nuclear magnetic resonance,NMR)是指原子核在外加恒定磁场作用下产生能级分裂,从而对特定频率的电磁波发生共振吸收的现象。

科学家在1945年发现核磁共振现象。由于不同的原子核吸收不同的电磁波,因而通过测定和分析受测物质对电磁波的吸收情况就可以判定它含有哪种原子,原子之间的距离多大,并据此分析出它的三维结构。[①]这种技术已经广泛地应用到医学诊断领域。NMR波谱学研究的对象是原子核自旋。核自旋系统可以用射频场进行随心所欲的操纵,这就为理论物理学家和实验物理学家演示量子力学和统计力学的基本概念提供了最简单的和教科书式的测试系统。核自旋实际上已成为科学家探讨物质世界的"探针"。这些"探针"极端定域,能够详尽地报告它们自己以及近邻的状态核变化。它们之间的偶极—偶极相互作用和标量耦合相互作用能够分别提供原子核间距或化学键二面角等分子几何信息,从而使从分子和原子水平上研究宏观物质成为可能。NMR技术已经发展成为研究液态分子的极为重要的手段,而对于溶液中的DNA和蛋白质构象的研究,NMR是目前唯一的方法。因此,化学家和生物学家成了NMR及自旋系统最大的受益者。

(二)核磁共振技术的特点和操作要点

1.核磁共振波谱分析法的特点及应用范围。

(1)核磁共振法(NMR):与其他物理和化学方法同为一种检测方法,其最大的特点为测量不具破坏性即能定性测量,同时在时间和空间上都能用各种比例尺进行广泛测量以求得定量结果。因而NMR图像法在发现人体内部肿瘤、异常组织等医疗方面已经付诸使用。正由于NMR图像法的这种特点,此法亦将成为分析弄清食品中不均匀系列的复杂特征最佳研究手段之一。

(2)NMR是化合物分子结构分析的最重要方法之一:尤其是用于不能获得单品的化合物或液体(包括溶液中)的化合物的构型/构象的结构分析。NMR大量地应用于有机结构分析,包括生物分子(如蛋白质分子等),但一般要事先确定分子式。

---

①冯劲松. 用原子的发射光谱对氢原子、氦离子、氦原子内电子的运动瞬时速度和轨道半径的实测与研究[J]. 原子与分子物理学报,2006,23(0z1):78-86.

（3）灵敏度比较低：NMR 一般要用毫克以上的试样作测试，很少做定性分析，定量分析精确度、准确度较差。

（4）在化学反应动力学方面有独特的应用：可用于研究分子内部基因的运动（内旋转），测定反应速度常数，也可以监视一些化学反应的进行过程。

2. 核磁共振波谱分析样品的制备。在测试样品时，选择合适的溶剂配置样品溶液，样品溶液应有较低的黏度，否则会降低谱峰的分辨率。若溶液黏度过大，应减少样品的用量或升高测试样品的温度（通常是在室温下测试）。当样品需做变温测试时，应根据低温的需要选择凝固点低的溶剂或按高温的需要选择沸点高的溶剂。对于核磁共振氢谱的测量，应采用氘代试剂以便不产生干扰信号。氘代试剂中的氘核又可作核磁谱仪的锁场之用。以用氘代试剂作锁场信号的"内锁"方式作图，所得谱图分辨率较好。特别是在微量样品需作较长时间的累加时，可以边测量边调节仪器的分辨率。

对低、中极性的样品，最常采用氘代氯仿作溶剂，因而其价格远低于其他氘代试剂。极性大的化合物可采用氘代丙酮、重水等。针对一些特殊的样品，可采用相应的氘代试剂，如氘代苯（用于芳香化合物、芳香高聚物）、氘代二甲基亚砜（用于某些在一般溶剂中难溶的物质）、氘代吡啶（用于难溶的酸性或芳香化合物）等。对于核磁共振碳谱的测量，为兼顾氢谱的测量及锁场的需要，一般仍采用相应的氘代试剂。

为测定化学位移值，需加入一定的基准物质。基准物质加在样品溶液中称为内标。若出于溶解度或化学反应性等的考虑，基准物质不能加在样品溶液中，可将液态基准物质（或固态基准物质的溶液）封入毛细管再插到样品管中，称之为外标。对碳谱和氢谱，基准物质最常用四甲基硅烷。

3. 记录常规氢谱的操作要点。记录氢谱是单脉冲实验，即在一个脉冲作用之后，随即开始采样。为使所得谱图有好的信噪比，检测时需进行累加，即重复上述过程。由于氢核的纵向弛豫时间一般较短，重复脉冲的时间间隔不用太长。

对于一些化合物，要设置足够的谱宽。羧酸、有缔合的酚、烯醇等化学位移范围均可超过 10^{-3}。如设置的谱宽不够大，$-OH$、$-COOH$ 的峰会折叠进来，给出错误的 d 值，在完成记录氢谱谱图的操作之后，随即对每个峰组进行积分,最后所得的谱图含有各峰组的积分值,因而可计算各类氢核数目之比。

若怀疑样品中有活泼氢(杂原子上连的氢)时,可在做完氢谱之后,滴加两滴重水,振荡,然后再记谱,原活泼氢的谱峰会消失,这就确切地证明了活泼氢的存在。当谱线重叠较严重时,可滴加少量磁各向异性溶剂(如氘代苯),重叠的谱峰有可能分开。也可以考虑用同核去偶实验来简化谱图。

4.记录常规碳谱的操作要点。常规碳谱为对氢进行去偶的谱图。各种技术的碳原子(CH_3、CH_2、CH、C)均只出一条为分裂的谱线。由于各种碳原子的纵向弛豫时间有很大的差别以及核的overhauser效应,谱线的高度(严格讲是谱线的峰面积)和碳原子的数目不成正比,但也可从谱线高度估计碳原子的数目。

记录常规碳谱是单脉冲实验,即在一个脉冲作用之后,随即开始采样。由于碳谱的灵敏度远比氢谱低,记录碳谱必须进行累加。由于碳原子的纵向弛豫时间长,重复脉冲的时间间隔不能太短,否则纵向弛豫时间长的碳原子出峰效率差。在特殊的作图条件下,季碳原子的峰有可能漏掉,因此该时间间隔不可太短。

有时需要定量碳谱,即谱峰面积(近似看是谱线高度)和碳原子数成正比。减少脉冲倾倒角并加大重复脉冲的时间间隔,可逐渐向定量碳谱转变。但要记录较好的定量碳谱,需采用特定的脉冲序列。

在记录碳谱时,需设置足够的谱宽,以防止峰折叠现象。由于常规碳谱不能反映碳原子的级数,而这对推导未知物的结构或进行结构的指认是不利的,因而必须予以补充。早期多采用偏共振去偶,自20世纪80年代以后,陆续采用各种脉冲序列,最常用的叫作DEPT。DEPT脉冲序列中有一个脉冲,其偏转角为θ,当$\theta=90°$时,只有CH出峰;当$\theta=135°$时,CH、CH_3出正峰,CH_2出负峰,这两张谱图的结合,可指认出CH、CH_2和CH_3。对比全去偶谱图,则可知季碳(它们在DEPT谱图中不出峰),于是所有碳原子的级数均可确定。

5.记录二维核磁共振谱要点。在进行二维核磁共振实验时,必须采用一定的脉冲序列。不同的脉冲序列得到不同的二维核磁共振谱,它们各自有着不同的功效和应用。

在每种二维谱脉冲序列中,都有一个时间变量,通常称为t_1。例如,t_1可能是某两个脉冲之间的时间间隔。在进行二维核磁共振实验时,t_1是逐渐变化的,即:

$$t_1 = t_0 + n\Delta t_1$$

式中:t_0——一个微秒级常数,由仪器决定;

$n\Delta t_1$——t_1的增量;

n——正整数,$n=0,1,2,\cdots\cdots$

n的多少决定了二维核磁共振谱$F_1(\omega_1)$维德分辨率。F_1或ω_1维是二维核磁共振谱的垂直方向。常用的n的数值为128或256,特殊时可到512。t_1是从t_0开始然后逐渐增加的。对每一个t_1数值,还可能进行相循环,即进行若干次采样(最多可达16次),然后相加。经相循环(若干次采样相加)可提高信噪比。然而,当样品浓度足够大时,为选出所需的信号,相循环仍是不可少的。如果核磁共振谱仪配有脉冲场梯度装置,样品浓度又足够大,就不用相循环了。此时对每一个t_1,只进行一次采样,因而可大大缩短记录二维核磁共振谱所需的时间。

二、辐照检测技术

随着食品辐照保藏技术的发展,对辐照食品的分析检测的要求也愈加迫切。特别是我国进入WTO以后,在一些国家,他们允许进口和销售辐照食品,但必须符合他们对辐照食品的要求和标准。由于目前还缺乏有效的国际级的检测手段,发达国家利用其自身检测和技术上的优势在国际贸易中设置技术壁垒,极大地影响了我国农产品特别是辐照食品国际贸易和商业化进程,食品辐照技术的发展面临着国际贸易中存在的技术壁垒。因此,大力开展辐照食品检测技术研究,制定相关的辐照食品的国家法规和检测规范,是推动我国对外贸易和促进辐照食品商业化进程的重要手段。

1989年,IAEA组织了为期5年的辐照食品分析检测方法国际协调研究,将辐照食品检测方法由实验室研究推向了实际应用。目前,热释光法、ESR法以及化学法等已在国际贸易中被使用。

（一）辐照食品检测的目的与原理

1.检测目的。

第一，便于政府监管和贯彻国家法律法规的执行，包括辐照食品是否正确粘贴标签、防治食品辐照与否的虚假声明，主要依据的法律有1996年中华人民共和国卫生部令第47号《辐照食品卫生管理办法》、GB 7718—2011《食品安全国家标准预包装食品标签通则》和2007年国家质检总局102号《食品标识管理规定》。

第二，促进公平贸易，包括检测进出口食品是否满足进口国辐照要求、辐照加工企业为获得利润有没有辐照处理食品或者随意增减辐照剂量。

第三，提供辐照与否纠纷的仲裁依据。

第四，保护消费者的知情权。

2.检测原理。辐照食品检测原理主要基于辐照处理食品能够引起食品中某些物质的细微变化。这些细微变化包括：分子激发或电离（损失电子）、化学键破裂、产生有极端活性的自由基、微生物迹象，以及由于自由基或者化学键的进一步反应产生新的辐解产物。目前检测辐照食品主要依据微生物数量的变化、食品所含物质微观形态结构的变化、辐照食品是否存在特异辐解产物（unique radiolytic products，URPs），以及辐照食品过程中存在的唯一化学和物理性质的变化。其中研究辐照食品是否存在URPs是特别有效直观的方法，但是辐照食品（剂量10kGy）产生的辐解产物浓度一般在300mg/L以下，这些辐解产物是由非常多且复杂的物质组成，所以相对每种物质的浓度是极低的。化学分析表明：大多数辐解产物要么在相同或类似的食品中天然存在，要么经过罐藏、冷冻等加工处理产生。因此，证明是否存在URPs是相当难的。需要在以下两方面来证实URPs的存在：①深入广泛地研究未辐照食品的化学组成；②提高现有化学分析检测技术。由于辐照食品与未辐照食品差异很小，或者根本没有差异，所以要检测或分析标志性的辐解产物是极其富有挑战的。

（二）辐照食品检测技术的要求

从1970年欧盟食品委员会组织召开第一次辐照食品鉴别讨论会以来，国际上有关辐照食品检测方法的研究不断加强。这期间，有两个项目的持续支持对推动辐照食品检测技术的国际合作研究影响深远：一是1989—1994年期间IAEA/FAO组织的"辐照处理食品分析检测方法（ADMIT）"国际合作研究项目；二是欧共体标准物质局20世纪末组织的关于辐照食品分析检测方法的项目。通过项目的不断研究，在技术本身和使用方面对辐照食品检测方法提出一定的要求。

食品辐照检测方法在技术方面需要考虑以下几点：①辨别力。辐照诱导的反应能明显区别；②特异性。对不同种类的食品，不同的生产、贮藏条件或其他加工方式均不会出现类似的反应；③固有性。检测方法对辐照参数、其他食品组分、再加工等因素不灵敏或可预测影响；④可靠性。检测方法准确度、灵敏度和重复性好；⑤稳定性。检测结果不受贮藏条件与时间的限制；⑥可信度。检测结果不能出错或做假；⑦剂量依赖性。可粗略估计食品辐照吸收剂量。

食品辐照检测方法在实际操作方面需要考虑：操作简单、成本低廉、样品用量少、无损样品、检测速度快、适用广泛、容易标准化和相互校准、误判率低。

事实上，对检测技术的这些要求是一种理想化的目标。到目前为止，还不存在某一种方法能够判别所有的食品是否辐照过，也不能判定辐照食品吸收剂量的多少。

（三）辐照食品主要检测技术方法

目前，辐照食品检测方法的研究有物理方法、化学方法和生物方法。物理方法的研究主要有电子自旋共振（ESR）法、热释光（TL）法、光释光（PSL）法、黏度法、电阻抗法和近红外光谱法等；化学方法的研究主要有挥发性碳氢化合物法、过氧化值法、2-烷基环丁酮法、σ-酪氨酸法和单细胞凝胶电泳法等；生物方法有：直接表面荧光过滤法/平板计数（DEFT/APC）法、内毒素/革兰阴性菌（LAL/GNB）法和种子发芽抑制法等。对已广泛应用的检测方法归纳总结如下。

1.光释光法。食品中矿物质、部分生物无机物在受到辐照后蓄积了能量或形成含自由基的产物，外界光能的激发促使了能量释放或者自由基产物的反应，产生发光。

（1）适用范围：含有可蓄积能量物质的样品。

（2）局限性：某些样品中矿物质含量接近于零或自由基寿命很短。样品在检测之前不当光暴露可能较大影响检测结果。

2. 2-烷基环丁酮法。含脂肪样品受到辐照时,其中的棕榈酸甘油三酸酯中的酰氢键发生断裂,这一反应导致2-烷基环丁酮的形成。加热或氧化的脂肪中不产生这种物质。

(1)适用范围:含脂肪的样品。

(2)局限性:某些低脂肪样品的脂肪提取效果不理想。实际检测过程中对该食品难以建立脂肪中环丁酮含量同辐照剂量的线性关系曲线。

3. 单细胞凝胶电泳法。辐射可使DNA发生断裂,形成分子量较小的碎片,在电泳条件下,完整的DNA不会移到细胞外,而DNA碎片能移动到细胞外。

(1)适用范围:含有完整细胞的样品。

(2)局限性:一些其他过程如加热、反复冷冻、贮藏期间的酶催化反应都可以产生DNA碎片。

4. 电子自旋共振分析法。电离辐射作用形成的原始产物激发分子、正离子和电子都能进一步反应产生自由基,自由基含有未成对电子,具有净电子自旋角动量,因此可用电子自旋共振波谱技术测定。

(1)适用范围:产生的自由基扩散困难,自由基间相互反应受到限制,从而含有大量长寿命自由基的食品。

(2)局限性:只有一些特殊的刚性体系(如干燥固体样品)或含有硬组织(如骨头、钙化的表皮、硬果壳、籽、核等)体系辐照后才可能长时间大量存在自由基。

5. σ-酪氨酸法。含苯丙氨酸的蛋白质食品在被辐照时产生羟基化产物——邻酪氨酸。

(1)适用范围:苯丙氨酸或含苯丙氨酸的蛋白质食品。

(2)局限性:某些未辐照样品中也存在邻酪氨酸。

6. 化学发光分析法。食品中的糖类等物质受到辐照后,其部分产物含有自由基或者处于激发态,它们在与水或溶液接触时,由于水自由基与这些产物的反应产生化学发光。

(1)适用范围:含糖类食品(蔗糖、葡萄糖、奶粉等)。

(2)局限性:某些样品本身具有一定化学发光,且强度不受辐照的影响。

7.直接荧光过滤/需氧菌平板计数法。辐照前后食品中微生物状态发生显著变化,初步判断食品是否经过辐照。

(1)适用范围:可用于草药、调味品、肉、奶、海产品、家禽等食品的初步筛查。

(2)局限性:当样品中的微生物含量很少时,该方法会受到限制;某些本身含有抑菌成分的香料会造成假阴性结果;熏蒸、加热等处理方法会导致假阳性结果,因此该方法不能作为确证方法。

三、放射性分析

(一)放射化学分析概述

1896年,法国科学家贝克勒尔发现铀化合物自发地放出能穿透黑纸使胶片感光的辐射,从而首次发现天然放射性,使世界进入原子能时代。仅两年后,居里夫妇从铀矿石中发现了放射性活度比铀更强的钋和镭,发现镭能发射α、β和γ三种射线。可以说放射化学是随着发现放射性诞生的,也随着原子能事业的发展而成长。放射化学是基于放射性核素特点(极微量、自发衰变产生辐射和需辐射防护)派生的一门化学分支学科。由于放射性核素除放射特性外都与所属元素完全相同,放射化学分析实质上是元素分析化学的分支,即采用分析化学原理分离、纯化以测定放射性核素活度浓度或比活度,只是利用辐射进行测量时,应注意低浓度和对辐射的防护。辐射防护是对放射源和放射性核素应用中辐射对人体有害作用的防护,放射化学分析在辐射防护,乃至原子能事业的大部分领域的发展过程中都发挥了重要作用。

国际上原子能事业的发展(早期通常为核燃料提炼和核试验或核电设施研究)主要为对放射性核素分离纯化、含量检验以及满足公众安全防护监测需要,以上促进了放射化学分析的学科形成和发展。

(二)放射化学分析主要方法

放射性核素通常总与其放射性母、子体,其他放射性或稳定核素共存于环境。放射化学分析主要应用于核燃料生产、提取和回收,放射性核素和放射源制备、放射性标记化合物及核药物合成与生产,环境和生物样品中放射性核素测定等,首先必须进行放射性核素的分离、浓集、纯化测量样品制备。放射化学分析主要采用以下几种方法。

1.共沉淀法。共沉淀法是利用微量物质能随常量物质一起生成沉淀的特性分离、浓集和纯化核素或微量元素的方法,在原子能科学发展中应用最早并曾起过重要作用,但由于分离效率差、化学回收率低、废液量大、操作烦琐、生产工艺过程难以连续自动化等缺点,在工业规模生产中逐渐被溶剂萃取和色谱法等取代。但其在环境和生物样品放射性核素分析、废水处理等方面仍有广泛应用。例如,测定环境和生物样品中 ^{60}Co 常用稳定钴作载体,亚硝酸钾作沉淀剂,生成亚硝酸钴钾沉淀来载带、浓集微量 ^{60}Co,沉淀进一步纯化后可测量 ^{60}Co 的 β-放射性。铝、铁的氢氧化物或磷酸盐吸附共沉淀是净化放射性废水和沾污饮水有效方法。此外,有些促排药物也是根据共沉淀原理,如亚铁氰化盐与体内放射性铯会形成共沉淀,常被用于阻止体内 ^{137}Cs 的吸收。

2.溶剂萃取法。溶剂萃取法是利用溶于某一液相(多为水相)的各种组分与其在另一互不混溶液相(如有机相)分配系数的差异进行分离的方法。该法分离这些组分具有简便迅速,特别适用于短寿命放射性核素分离;选择性和回收率高,分离效果好,可用于制备无载体放射性物质和从大量杂质中有效分离微量放射性核素;设备简单、操作方便,在工业生产中易实现连续操作和远距离自动控制;可供选用的萃取剂很多,而且还可以根据要求,合成性能优良的萃取剂等优点。其缺点是:有机溶剂大多易挥发、易燃、有毒,应注意安全使用,且萃取剂通常价格较贵,回收较困难等。该法已成核燃料生产和放射性核素分离、提取最常用分离方法之一。例如,分析环境水中微量铀通常用 TBP 作萃取剂,用铀试剂用水溶液反萃取,分光光度法测定。

3.色谱法。色谱法过去称色层法、层析法或离子交换法,是利用各组分对固定相和流动相亲和力差异使各组分分离。当流动相连续流经固定相时,各组分在两相间多次分配,使亲和力差别积累,使各组分能充分分离。该法选择性高、分离效果好、特别对性质相似元素可达满意分离和高回收率,这对浓集和提取微量元素和分离无载体放射性核素特别有用;简单方便,便于远距离操作和防护。缺点是流速较慢,分离时间较长;离子交换容量较小;有些离子交换剂热稳定性和辐照稳定性较差,使应用受到一定限制。当前在辐射防护上离子交换色谱法应用最多。离子交换剂大致可分为无机和有机离子交换剂,各有天然和人工合成两种。人工合成的无机阳离子交换剂磷钼酸铵(AMP)常用于铯分离。目前应用最广的是人工合成的有机离子交换剂(即离子交换树脂)。

4.电化学分离法。电化学分离法是利用元素电化学性质差异的各种分离方法的统称。只有被分离两个元素间电极电位相差较大时,分离才可能完全。因此,作为分离方法其应用并不广,但却常常利用电化学分离法制备放射源。常用的主要有电化学置换法、电解沉积法和纸上电泳法等。电化学置换法是利用待分离物质离子在电极上自发发生氧化还原反应来分离,当电极金属的电位低于待分离元素还原电位而高于溶液中杂质元素还原电位时,待分离元素就能自发地与该金属电极发生电化学置换反应,在电极表面析出。如从反应堆照射铋靶制备 ^{239}Po 可选用铜片作电极使其与靶材料 ^{209}Bi 分开:铜标准电极电位正好低于钋而高于铋。电解沉积法则是利用在外界电压作用下,待分离离子在电极上发生氧化还原反应(即电解)的分离方法。基本原理是,选择适宜外加电压,使阴极电极电位低于欲分离金属离子临界沉积电势而高于杂质离子临界沉积电势,就可使待分离金属离子在电极上选择性析出达到分离。目前,电解沉积法主要用于放射性薄膜源制备。纸上电泳法是用纸作支持体的电泳法,利用不同离子或带电质点在电场作用下,在浸透了电解质的纸上的迁移方向和速度差异达到分离,具有快速、简便、分离效果好等优点,适用于微量放射性核素离子分离和鉴定。

第五章 药品出库、运输与配送管理

第一节 出库管理

出库环节管理得当与否,关系到储存和养护环节,也是对存储和养护工作的检验。新版GBP对于出库的要求,具体解析如下。

一、出库管理概述

药品经营企业要制订药品出库管理制度,即出库检查与复核的管理制度,制定科学合理的药品出库复核程序,明确相关人员的质量责任。对药品出库的原则、药品出库的质量检查与校对的内容、出库复核记录及其管理、相关人员的责任等都要明确下来。药品出库时,要着重规范以下几个方面。

第一,药品出库应遵循"先进先出""近期先出"和按批号发货的原则。先进先出、近期先出以保证药品在有效期内使用;按批号发货以保证出库药品有可追踪性,便于药品的质量追踪。

第二,药品出库时必须进行复核和质量检查。复核和检查时,应按发货或配送凭证对实物进行质量检查和数量、项目的校对,做到出库药品质量合格且货单相符。麻醉药品、一类精神药品、医疗用毒性等特殊药品出库时应建立双人复核制度。

二、出库管理的基本要求

(一)文件要求

首先,药品出库复核应当建立记录,包括购货单位、药品的通用名称、剂型、规格、数量、批号、有效期、生产厂商、出库日期、质量状况和复核人员等内容。药品出库时必须进行复核和质量检查,填写药品出库复核记录,确保发运无误且过程可以追溯。复核和检查时,应按销售记录对实物进行质量检查和数量、项目的核对,做到出库药品质量合格且与销售记录相符。药品出库复核记录的栏目设置要详细、全面,便于追查所有药品的出库发出情况。

其次,药品拼箱发货的代用包装箱应当有醒目的拼箱标志。代用包装箱即非原包装箱,这样既可以避免药品拼箱发生混乱,也可以确保所有药品都有迹可循。

最后,药品出库时,应当附加盖企业药品出库专用章原印章的随货同行单(票),保障物流活动做到票、账、货相符,以达到规范药品经营行为,维护药品市场秩序的目的。

(二)人员要求

第一,一般药品需配货发货人、复核人两人签字,特殊管理药品需建立双人核对制度,需配货发货人、两个复核人三人签字,严格把好药品出库质量关,加强药品出库的复核管理。

第二,冷藏、冷冻药品的装箱、装车等项作业,应当由专人负责并符合以下要求:车载冷藏箱或者保温箱在使用前应当达到相应的温度要求;应当在冷藏环境下完成冷藏、冷冻药品的装箱、封箱工作;装车前应当检查冷藏车辆的启动、运行状态,达到规定温度后方可装车;启运时应当做好运输记录,内容包括运输工具和启运时间等。从事特殊管理的药品和冷藏冷冻药品的储存、运输等工作的人员,应当接受相关法律法规和专业知识培训,并经考核合格后方可上岗。

三、出库管理的内容

(一)出库程序

企业应制定药品的出库管理制度,对药品的出库管理程序做出规定,明确相关人员的质量责任,保证出库药品的质量合格。

1.开具出库凭证。根据业务部门提供的发货计划,仓储发货人员应审核其品名、规格、包装与库存实物是否相符,库存数量是否够发等情况,如有问题应及时向有关部门反应。如果没有上述问题,开写出库凭证,并要搞好出库凭证的复核,防止出现差错。

2.核销存货。凭单记账、核销存货开(审)单无误后,进行登账,核销存货,也可将登账工作放后进行。有要求在出库凭证上批注出库药品的货位编号和发货后的结存数量,以便保管人员配货、核对。

3.出库复核。保管人员接到出库凭证后,按其所列项目审查无误,先核销实物卡片上的存量,然后按单从货位上提取药品,按次序排列于待运货区。仓储人员进行出库复核,复核内容:购货单位、药品的通用名称、剂型、规格、数量、批号、有效期、生产厂商、出库日期、质量状况,并填写药品出库复核记录,一般药品需发货人、复核人两人签字,特殊管理的药品需双人复核并签字。在药品出库的发货或配送凭证与实物进行质量检查和数量、项目核对时,如果发现以下问题应停止发货或配送,并报企业质量管理机构处理;药品包装出现破损、污染、封口不牢、衬垫不实、封条损坏等问题;包装内有异常响动或者液体渗漏;标签脱落、字迹模糊不清或者标识内容与实物不符;药品已超过有效期。凡已过期失效药品,不得再用,禁止发出,按规定程序处理清理。

保管人员将货配发齐后,要反复清点核对,保证数量质量。既要复核单货是否相符,又要复核货位结存量来验证出库量是否正确,发出的零星药品在核对包装时要有两人以上在场;麻醉药品、一类精神药品、毒性药品、化学试剂的爆炸品、剧毒品和贵重商品,应实行双人收发货制度,仓储部门有关负责人必要时要亲自进行复核。运输爆炸品和剧毒品时,客户自备车辆应检查有否公安部门签发的准运证。

复核无误后按要求填写药品出库复核记录,特殊管理的药品出库应当按照有关规定进行复核。

4.编配包装。整包装药品可以直接运输,零星药品需要集中装箱。

5.发货。办理交接,放行出库发出的药品,经清点核对集中后,要及时办理交接手续。在装货过程中,要注意附带加盖企业药品出库专用章原印章的随货同行单(票),药品拼箱发货的代用包装箱应当有醒目的拼箱标志。需货单位自领药品,由保管人员根据凭证所列品量,向领物人逐一点交。由企业负责运送的药品,要向押运人员交代清楚物资情况和物资送到后应办的手续;由企业外运输单位负责运送或托运的药品,仓库应向承运单位办理托运手续,并将托运药品的数量、质量、承运单位、启运时间和运输方式等通知收物单位,及时收回回执。在办理交接时,双方都应在凭证上签章,以明责任。点交完毕即给接货人员填发出门证。

(二)出库程序的具体要求

1.一般药品的出库复核。药品出库时必须进行复核和质量检查。复核和检查时,应按发货或配送凭证对实物进行质量检查和数量、项目的核对,做到出库药品质量合格且货单相符。首先进行"三查六对",药品出库验发,要将发票进行"三查",即查核购货单位、发票印鉴、开票日期是否符合要求;然后将发票与实物进行"六对",即对货号、品名、规格、单位、数量、包装是否相符,检查包装并做好商品出库复核记录。一般药品需配货发货人、复核人两人签字;特殊管理药品需建立双人核对制度,需配货发货人、两个复核人共三人签字。

2.特殊药品的出库复核。特殊管理的药品出库应当按照国家有关规定进行复核。广义的特殊管理药品包括麻醉药品、精神药品、医疗用毒性药品、放射性药品、药品类易制毒化学品、蛋白同化制剂、肽类激素、终止妊娠药品、部分含特殊药品复方制剂以及治疗性功能障碍药等。国家相关法规有《麻醉药品和精神药品管理条例》《医疗用毒性药品管理办法》《放射性药品管理办法》《药品类易制毒化学品管理办法》。

3.编配包装。药品在进行装箱运输时一定要按照外包装上的要求进行,特别是拼装药品,要注意药品的性质,保证安全。包装妥善后,在出库凭证上填写实发数,整箱注明包装情况,零箱注明箱号,并计算件数、毛重、体积,向业务部门点交,由运输人员按照运送要求,分单位集中,进行发运准备。

药品出库发运的零头包装合箱,只限两个批号为一个合箱,合箱外应当标明全部批号,并建立合箱记录。这样既可以避免由于不同批号的药品合箱过多而发生混乱,也可确保每一批次的所有药品都有迹可循。药品拼箱发货的代用包装箱应当有醒目的拼箱标志。

4.直调药品的出库管理。直调药品是指将已购进但未入库的药品从供货方直接发送到向本企业购买同一药品的需求方。发生灾情、疫情、突发事件或者临床紧急救治等特殊情况,以及其他符合国家有关规定的情形,企业可采用直调方式购销药品,将已采购的药品不入本企业仓库,直接从供货单位发送到购货单位,并建立专门的采购记录,保证有效的质量跟踪和追溯。

药品出库时,应当附加盖企业药品出库专用章原印章的随货同行单(票)。而直调药品出库时,由供货单位开具两份随货同行单(票),分别发往直调企业和购货单位,且有如下要求:①由本企业专职质量人员检查药品;②必须按规定做好检查记录;③验收地点在供货方;④不允许委托检查。

随货同行单(票)除包括供货单位、生产厂商、药品的通用名称、剂型、规格、批号、数量、收货单位、收货地址、发货日期等内容外,还应当标明直调企业名称。

第二节　运输与配送管理

在药品经营市场中,运输和配送管理的重要性毋庸置疑,如何保证药品流通质量的安全始终是相关部门与企业关注的重点。运输工作的质量优劣直接关系到药品质量,药品的运输工作应根据"及时、准确、安全、经济"的原则,遵照国家有关商品运输的各项规定,合理地组织运输工具和力量,把药品安全及时地运达目的地。

药品运输方法一般有自运和托运两种。市内送货、区域性运输、车站码头集散以自运为主。长途大批量的调拨运输以委托其他单位运输为主。

一、基本要求

(一)药品运输的基本原则

企业应当按照质量管理制度的要求,严格执行运输操作规程,并采取有效措施保证运输过程中的药品质量与安全。企业要建立运输操作规程,并严格执行,关键是要确保运输过程中的药品质量安全。保证药品质量,即在运输过程中密闭车厢,设置温湿度监控设施,保证符合药品的贮藏要求。保证药品安全,即防止药品在运输途中发生被盗、遗失、调换等情况。

(二)对运输工具选择及防护措施的要求

运输药品,应当根据药品的包装、质量特性,并针对车况、道路、天气等因素,选用适宜的运输工具,采取相应措施防止出现破损、污染等问题。运输工具的选择,可直接影响产品的质量。运输工具选择时,应根据药品贮藏要求。药品包装形式以及自然因素(如道路、天气等),确保包装的完整性和稳定性,防止污染和破坏。

发运药品时,应当检查运输工具,发现运输条件不符合规定的,不得发运。运输药品过程中,运载工具应当保持密闭。运输之前要检查确认符合运送条件,运输过程中要保持密闭。运输车厢要整体封闭、牢固,货箱门严密、上锁管理,防尘、防水、防盗。

(三)运输过程中的温度控制要求

企业应当根据药品的温度控制要求,在运输过程中采取必要的保温或者冷藏、冷冻措施。运输过程中,药品不得直接接触冰袋、冰排等蓄冷剂,防止药品局部直接受冷而影响药品的质量。药品的温、湿度控制要求根据药品剂型和特性而定,一般分为常温、冷藏、冷冻或其他特殊条件。

(四)冷链运输要求

在冷藏、冷冻药品运输途中,应当实时监测并记录冷藏车、冷藏箱或者保温箱内的温度数据。冷链运输中要实时监测温度,确保药品质量。企业应建立运输途中温湿度监控程序,保证监控设备是通过验证的并且合格的,发现问题进行及时分析处理。

企业应当制定冷藏、冷冻药品运输应急预案,对运输途中可能发生的设备故障、异常天气影响、交通拥堵等突发事件,能够采取相应的应对措施。企业应针对冷藏、冷冻药品运输过程中可能发生的突发事件,进行风险评估,制定应急预案。

(五)委托运输要求

企业委托其他单位运输药品的,应当对承运方运输药品的质量保障能力进行审计,索取运输车辆的相关资料,符合本规范运输设施设备条件和要求的方可委托。

企业委托运输药品应当有记录,实现运输过程的质量追溯。记录至少包括发货时间、发货地址、收货单位、收货地址、货单号、药品件数、运输方式、委托经办人、承运单位,采用车辆运输的还应当载明车牌号,并留存驾驶人员的驾驶证复印件。记录应当至少保存5年。

已装车的药品应当及时发运并尽快送达。委托运输的,企业应当要求并监督承运方严格履行委托运输协议,防止因在途时间过长而影响药品质量。

二、药品运输方式

运输方式的选择关系到药品运输的工作的质量、成本和时间。运输方式主要有铁路、水路、公路和航空。

铁路运输特点是量大,运行速度快,运输连续性强,运输管理高度集中,运期比较准确,运费比公路、航路低廉,适合批量大、路程远的运输。水路运输特点是运费低廉,载运量大,不足之处是运输速度慢,药品在途时间长,资金周转慢。公路运输特点是机动灵活,装卸方便,运输迅速,便于门对门的运输,减少药品流转,装卸操作减少,但是公路运输装容量较少,燃料消耗大,运费价格高,不宜用于大批量的长途运输。航空运输特点是成本更高,只适合在特殊情况下对贵重商品,抢救、抢险、救灾或政府指令的物品运输。

三、药品运输的工具及设备

新版GSP中新增了药品运输设备的要求,运输药品应当使用封闭式货物运输工具。运输车厢要整体封闭、牢固,货箱门严密、上锁管理,防止药品曝晒、跌落、破损、遗失。运输工具应符合温湿度、卫生、安全的要求。应根据药品的包装、质量特性、数量、路程、路况、储存温度要求、外部天气等情况选择合适的运输工具和装载方式,如大输液应采取防震措施,怕挤压品种应单独摆放或置于上层,冷藏、冷冻药品应采用冷藏车、冷藏箱、保温箱等运输工具,特殊管理药品运输应加锁、专人押运、悬挂警示标志等。

运输冷藏、冷冻药品的冷藏车及车载冷藏箱、保温箱应当符合药品运输过程中对温度控制的要求。冷藏、冷冻药品的储存、运输设施设备配置温湿度自动监测系统,可实时采集、显示、记录、存储和读取运输过程中的温湿度数据,并具有远程及就地实时报警功能,可通过计算机读取和存储所记录的监测数据。

冷藏车具有自动调控温度、显示温度、存储和读取温度监测数据的功能,其配置符合国家相关标准要求,车厢具有防水、密闭、耐腐蚀等性能,车厢内部留有保证气流充分循环的空间。

冷藏箱、保温箱具有良好的保温性能,能够外部显示和采集箱体内温度数据;冷藏箱具有自动调控温度的功能,保温箱配备蓄冷剂以及与药品隔离的装置。

四、企业自行运输配送的管理

(一)运输管理机构及其职责

运输管理机构是负责办理本单位药品运输的专业机构,这个机构应隶属于企业的仓储管理部门。药品经营企业应按照自己经营状况的实际,设立与本企业业务相适应的运输管理机构。从事药品运输的工作人员,必须在一定组织形式下开展这项工作。

运输管理人员,主要是指运输管理机构的负责人和职能部门的工作人员。他们应掌握和认真贯彻国家在交通运输工作上的各项法律法规和方针政策,掌握和遵守公安交通部门管理交通的法律法规,以及本企业的经营管理制度、岗位责任制度。在此基础上,能组织本单位药品合理运输,编报运输计划,按时报送所规定的各项经济指标和统计资料和运输过程中的质量情况,开展业务技术教育,努力完成运输工作。

运输业务人员,主要是指参加药品运输业务的工作人员。这类业务人员又可分为内勤与外勤两类。内勤人员主要指在室内办理有关运输业务、计划统计、票据结算的工作人员。外勤人员主要是指组织运输货源、托运发货、接车收货、监装监卸、车站码头接单、理货等室外操作人员。运输业务人员是药品运输的执行者,应对交通运输有关手续和规章了如指掌,运输管理机构负责人、管理人员和员工应分工科学,职责分明,切实履行职守,这是做好药品运输工作的关键。

(二)运输工作的内容

建立健全科学的药品运输程序,是药品在运输过程中质量保证的重要环节。程序的核心内容是针对运送药品的包装条件及道路状况,采取相应的措施,防止药品的破损和混淆。

由于市内运输和近距离公路运输的需要,必须加强药品经营企业自备货运车辆的管理。要贯彻科学管理、合理使用、定期保养、计划修理的管理原则，实行统一领导分级管理，健全各项规章制度，使车辆管理工作纳入制度化和规范化的轨道。

1.运输工作的程序。发运药品应该按照"及时、准确、安全、经济"的原则，根据商品流向、运输线路条件和运输工具状况、时间长短及运输费用高低等内容进行综合研究，在药品能安全到达的前提下，选择最快、最好、最省的运输办法，努力压缩待运期。

药品发运前必须检查药品的名称、规格、单位、数量是否与随货同行发票相符，有无液体药品与固体药品合并装箱的情况，包装是否牢固和有无破漏，衬垫是否妥实，包装大小重量等是否符合运输部门的规定。由生产企业直调药品时，必须经本单位质量验收合格后方可发运，药品未经质量验收，不得发运。发运药品应单货同行，对不能随货同行的单据，应附在银行托收单据内或于承运日邮寄给收货单位。

填制运输单据，应做到字迹清楚，项目齐全，严禁在单据上乱签乱划。发运药品应按每个到站（港）和每个收货单位分别填写运输交接单，也可用发货票的随货同行联代替。拼装整车必须分别给各收货单位填写运输交接单，在药品包装上应加明显区别标志。

药品在装车前必须按发运单核对发送标志和药品标志有无错漏，件数有无差错，运输标志选用是否正确，然后办好运输交接手续，做出详细记录，并向运输部门有关人员讲清该批药品的搬运装卸的注意事项。

搬运、装卸药品应轻拿轻放，严格按照外包装图示标志要求堆放和采取保护措施。一般说来，药品包装多系玻璃容器，易碎，怕撞击、重压，故搬运装卸时必须轻拿轻放，防止重摔，液体药品不得倒置。如发现药品包装破损、污染或影响运输安全时，不得发运。

各种药品在途中运输和堆放时，还必须防止日晒雨淋，以免药品受潮湿、光、热的影响而变质。定期检查发运情况和待运药品情况，防止漏运、漏托、错托、保持单据完备。对有效期和规定发运期限的药品，单据上要有明显的标志。

2.运输过程控制。在运输途中，需要考虑各种外部因素对药品质量的影响,包括以下方面。

（1）温度或湿度对药品特性的影响：比如油脂类产品会在一定温度下缓慢析出,而表面仍然保持液体状态;需要冷藏的药品的运输就需要通过有温度监控的冷藏车辆进行。

（2）安全要求：比如,试剂药品的运输需要有防静电和火花措施,以防止发生爆炸;大量溶剂运输需要由具有危险品运输资质的运输企业或物流企业以及符合国家法规要求的车辆和人员进行,按规定路线和要求运输等,剧毒品或腐蚀性物料也是类似的要求。

（3）跨地区或气候带的影响：比如,在11月份从东北往浙江运输有一定含水量的药品,往往可能因为东北此时温度在零度以下造成结冰,而到达南方后气温回升后导致冻融现象发生,使药品可能出现板结、潮湿或可能的霉变。

3.特殊要求的药品运输管理。以上我们阐述了一般药品运输的工作内容,但对于一些对运输工作有特殊要求的药品,如温度、危险品的运输,必须予以关注。

（1）危险品的运输：危险品,除按一般药品运输的要求办理外,还必须严格遵照交通管理部门《危险货物运输规则》的各项规定,必须有符合国家标准的危险货物包装标志。自运化学危险物品时,必须持有公安部门核发的准运证。

危险药品发运前,应检查包装是否符合危险货物包装表的规定及品名表中的特殊要求,箱外有无危险货物包装标志,然后按规定办好托运、交付等工作。装车、装船时,应严格按照"危险货物配装表"规定的要求办理。运输危险品时运输车辆要悬挂危险品标志,采取防火、防爆措施。

在装卸过程中,不能摔碰、拖拉、摩擦、翻滚,搬运时要轻拿轻放,严防包装破损。对碰撞、互相接触容易引起燃烧、爆炸或造成其他危险的化学危险物品,以及化学性质或防护、灭火方法互相抵触的化学危险物品不得混合装运和违反配装限制。

遇热、遇潮容易燃烧、爆炸或产生有毒气体的化学危险物品,在装运时应当采取隔热防潮措施。不能摔碰、拖拉、摩擦、翻滚,搬运时要轻拿轻放,严防包装破损。汽车运输必须按当地公安部门指定的路线、时间行驶,保持一定车距,严禁超速、超车和强行会车。

在运输途中发生被盗、被抢、丢失的,承运单位应立即报告当地公安机关,并通知收货单位,收货单位应立即报告当地药品监督管理部门。

(2)特殊药品的运输:运输特殊药品的企业必须要有特殊管理药品运输管理制度或规程,明确规定药品安全保证措施。特殊管理药品运输相关人员应经过专门的特殊管理药品法规、药品知识和安全知识的培训,取得相应的岗位证书和资质证书。

发运特殊管理的药品必须按照《麻醉药品和精神药品管理条例》《麻醉药品和精神药品运输管理办法》《放射性药品管理办法》《医疗用毒性药品管理办法》《药品类易制毒化学品管理办法》《易制毒化学品管理条例》《危险化学品安全管理条例》《化学危险物品安全管理条例》等规定办理,使用封闭车辆,专人押运,途中不停车,并采取安全保障措施,防止麻醉药品和精神药品在运输途中被盗、被抢、丢失,应尽量采用集装箱或快件方式,尽可能直达运输,减少中转环节。

运输特殊药品时,应按国家规定进行,如加锁、专人押运、悬挂警示标志等,防止丢失、损毁、被盗抢、替换。必须凭药品监督管理部门签发的国内运输凭照办理运输手续,如有必要时,企业应根据有关规定派足够的人员押运,并提示和监督运输加强管理。

托运或者自行运输麻醉药品和第一类精神药品的单位,应当向所在地省级药品监督管理部门申请领取运输证明。运输麻醉药品和第一类精神药品的单位,要向属地监管药品监督管理部门报告运输信息;运输易制毒化学品,应按相关规定申请运输许可证或者进行备案。

五、委托运输管理

针对委托第三方运输,新修订药品GSP要求委托方应当对承运方运输药品的质量保障能力进行审计,签订明确质量责任的委托协议,并要求通过记录实现运输过程的质量追踪,强化了企业质量责任意识,提高了风险控制能力。

(一)委托运输要求

企业委托其他单位运输药品的,首先应当对承运方运输药品的质量保障能力进行审计,索取运输车辆的相关资料,符合本规范运输设施设备条件和要求的方可委托。企业委托其他第三方运输药品时,应当事先对承运方的运输设备、质量保障能力、人员资质及条件进行审核,符合要求的方可委托。通过外部审计,无承运能力的不得委托。对承运方审计的内容应有相关资质证照(药品运输经营许可证、营业执照、组织机构代码证、税务登记证等,运输特殊管理药品的应取得国家规定的相关运输资质证明)、质量管理(组织机构、管理制度、应急机制)、运输设施设备(车辆数量、类型、车况、保险)、运输人员(身份证、驾驶证、资质、健康、培训)等。

　　企业委托运输药品应当与承运方签订运输协议,明确药品质量责任、遵守运输操作规程和在途时限等内容。协议中必须规定合理的运输时限,防止长时间的运输对药品质量造成影响。委托方应当要求并监督承运方严格履行委托运输协议,防止因在途时间过长而影响药品质量。《药品运输服务协议》的关键内容包括:运输工具、运输时限、提货送达地点、操作人员等运输质量要求,并明确赔偿责任和赔偿金额。

　　企业应当要求并监督承运方严格履行委托运输协议,防止因在途时间过长而影响药品质量。委托运输的,应在委托协议中明确药品时限超期的罚则和责任。药品运输记录中的发货时间、送达时间应符合制度或协议的时限规定要求。

(二)特殊药品的托运

　　办理托运(包括邮寄)麻醉药品、精神药品应在货物运单上写明具体名称,发货人在记事栏内加盖"麻醉药品或精神药品专用章",缩短在车站、码头、现场存放时间,铁路运输不得使用敞车,水路运输不得配装舱面,公路运输应当覆盖严密,捆扎牢固。运输途中如有丢失,协助承运单位认真查找,并立即报当地公安机关和药品监督管理部门。

六、冷链运输

　　国内外对冷链的定义有着不同的解释。美国注射剂协会技术报告PDATR39 *Cold Chain Guidance for Medical Product:Maintaining the Quality of Temperature-Sensitive Medicinal Products through the Transportation Environment* 对冷链给出了明确定义:冷链是指药品在从制造商经过中间接收商到最终用户

之间的一系列运输活动,确保对温度敏感药品的储存和运输条件符合批准的标准。在运输过程中,维持温度处于受控状态,确保产品质量被保持有效。

从前面这些规范列出的定义可以看出,冷链(cold chain)指的是某些特殊的生物制品和药品在经过收购、加工、灭活后,在产品加工、贮藏、运输、分销和零售、使用过程中,其各个环节始终处于产品所必需的特定低温环境下,减少损耗,防止污染和变质,以保证药品安全的特殊供应链系统。药品冷链物流以生物制品为主,具体包括:疫苗类、血液制品、血浆代用品、生物反应调节剂、生物诊断试剂酶类制剂、肠内肠外营养制剂试剂、活性较高的生化制剂等。药品冷链物流活动的客体是药品,物流活动的特殊性在于必须确保全程低温,不允许出现冷链断链。药品冷链具有多批次、小批量、不可预测、质量标准要求高、监测难度大、物流成本高的特点,冷链的应用范围不仅仅对药品经营企业有要求,对于药品运输企业和药品生产企业、药品使用单位也都提出了要求。

我国医药冷链物流行业起步晚,发展慢,标准安全体系不健全,在数量与服务能力上远远落后于生物药品产业的发展。新版GSP以附录的形式,对冷藏、冷冻药品的储存与运输管理提出了要求,提高了对冷藏、冷冻药品的储运设施设备的要求,特别规定了此类药品在运输、收货等环节的交接程序和温度监测、跟踪、查验等要求,强化了高风险品种的质量保障能力,体现了对医药冷链管理系统空前的重视。

药品作为直接作用于人体的特殊商品,其安全性在任何情况下都不能忽视。尤其随着温度敏感性药品比例的增多和市场规模的扩大,药品冷链物流水平的提高刻不容缓。随着生活水平的不断提高,人们对疫苗、血液制品等冷藏药品的需求量也逐渐增大,对药品冷链物流的依赖程度也逐渐增强。由于冷藏药品的特殊性,药品冷链物流较之普通物流在储存、包装、运输等各环节都要符合严格的规范要求,这就决定了药品冷链物流活动的高风险性和风险管理的复杂性。所以企业使用冷链物流,国家加强对冷链物流的监管,可以达到有效控制风险,保证药品安全的目的。

药品流通过程中涉及冷链问题的有两大领域:一个是药品在药品生产企业、药品经营企业、药品使用单位三大环节的冷链管理;另一个是药品运输企业在物流过程中的冷链管理。冷链管理范围涉及药品生产企业、药品运输企业、药品经营企业和药品使用单位。同样,从环节上来看,药品冷链管理包括药品生产、制造工厂内储存、发货、运输(可能是各类不同交通方式的组合)、货物暂存、接受、储存、配送、使用等。

第三节　药品出库、运输与配送体系建设

一、新版GSP对于药品出库运输配送体系的要求

药品的出库是药品仓库业务的最后一个环节,是防止不合格药品进入市场的重要关卡。药品运输是关系到药品质量的一个不可忽视的重要环节,药品经营企业要严格做好药品出库运输工作,确保药品的质量合格。

新版GSP加强了对药品出库运输配送环节的管理。针对药品经营行为不规范、购销渠道不清、票据管理混乱等问题,新修订药品GSP明确要求药品购销过程必须如实开具发票,出库运输药品必须有随货同行单(票)并在收货环节查验,物流活动要做到票、账、货一致,以达到规范药品经营行为,维护药品市场秩序的目的。针对委托第三方运输,新修订药品GSP要求委托方应当考察承运方的运输能力和相关质量保证条件,签订明确质量责任的委托协议,并要求通过记录实现运输过程的质量追踪,强化了企业质量责任意识,提高了风险控制能力。新版GSP是我国药品质量管理体系和医药物流体系一个历史性的重大进步。新版GSP明确提出的法规将有助于解决冷链环节中的很多问题,并将推动专业的流通企业往更加专业的方向发展。不仅如此,新版GSP对药品冷链物流以及运输等提出了新要求,且基本与国际接轨。在此基础上,如果人力保障机制、运行机制、上下游的联动机制能有效建立,药品冷链将会有更大的发展空间。

二、体系建设的作用及意义

加强药品出库运输配送环节的管理,使企业的操作运行更为规范化,可以有效地提高药品经营企业的素质,规范药品经营行为,保障药品质量安全。

GSP的修订是我国药品流通监管政策的一次较大调整,是对药品经营活

动所应具备的条件和规范要求的一次较大提升。与2000年版GSP相比,新版GSP对企业经营质量管理要求明显提高,有效增强了流通环节药品质量风险控制能力。

三、体系建设的方法

企业应从以下几方面着手,建立一个符合新版GSP要求的出库、运输与配送体系。

(一)选择合适的配送商

企业应对配送商的运输能力和质量保证能力进行审计,审计时要求配送商提供运输车辆的相关资料,包括配送商的资质、设备设施配备情况以及证实其质量保证情况的资料。

因为药品属于严格管制的特殊商品,而且由于质量方面的特殊原因,对于运输商有很多的特殊要求,所以药品运输商的选择要遵循合规、全面、慎重的原则来选择,需要考虑如下要素。

1.运输商资质的评估。承担药品运输的单位,应该是合法的运输单位,具有营业执照、税务登记证、机构代码等证件资质。如果承担运输的药品包含精神药品等特药产品,还需要具有特药运输资质。

2.运输商经济实力的评估。承担药品运输的单位应该具有比较强的经济实力。因为大部分药品都是高附加值的产品,而且运输过程中比其他普通商品更容易受损害,所以运输商要具备较高的损害赔偿能力。

3.运输商硬件设施的评估。选择合格药品运输商的关键要素。药品是特殊的商品,运输环节的规范操作对于保证药品质量具有关键意义。尤其是注射药品、生物制品等对温度敏感的药品,需要冷链运输,所以要求运输商具有满足特殊运输要求的运输工具,例如,冷藏箱或冷藏车等设备。另外,药品企业也可以自己采购冷藏箱,并编号处理,在和药品运输企业的协议中,对这些属于药品企业自有的设备如何管理,应进行明确规定。

4.运输商网络覆盖的评估。随着药品覆盖范围的扩大,药品被运输到世界的任何一个角落。选择一个药品运输商,要充分考虑这个运输商服务网络的覆盖范围,尤其是运输商和其他配套运输商(例如,航空公司、铁路运输公司、海运公司、其他货代)的合作关系和协调能力。

5.运输商后续服务的评估。一旦选择一个的运输商,药品企业要获得持续、稳定的货物运输服务。因此说,运输商的持续提供合格服务的能力、投诉和退货的处理能力,也应该是考虑的要素之一。

6.运输商质量体系和综合管理能力的评估。一般而言,药品生产企业和药品经营企业只能在自己公司范围内执行严格的质量管理体系。一旦药品进入物流系统,要获得规范的运输服务,必须要考察药品运输商的质量体系和管理体系的运行水平。考察方面可以是现场审计,也可以是偶尔的现场采访,也可以是问卷审计。

7.运输商提供服务价格的考虑。随着市场竞争程度的加剧,很多药品的利润越来越低。为了维持企业的生存,在选择物流供应商方面,价格因素也是要考虑的。对于普药产品和重量较重的产品(例如,大容量注射剂产品),这个因素影响越来越明显。

除上述考虑点之外,还需要包括其他和药品运输相关的因素。

(二)签订配送服务协议

企业委托运输药品应当与承运方签订运输协议,规定双方的责任和义务,是对双方的保障和约束。尤其是对于承运方,必须确保具备相应的运输能力,严格遵守运输规程及时限。

经过前期沟通、现场审计或者问卷审计、内部评估和最后决策,才能最后确定合格运输商的选择结果。一旦确定药品的合格运输商,根据GSP的要求,应该和每个运输商签订运输配送服务协议。这份协议的格式可以采用药品经营企业的格式,也可以采用运输服务商的格式,也可以双方协调确定。应该主要包含如下内容:①协议签署的双方信息;②协议确定的服务内容,对于特殊药品,必须着重说明;③协议的开始时间和结束时间;④服务结果,提醒也要考虑价格随着整体社会物价调整的情况;⑤协议中包含的质量协议部分,必须由药品经营企业的质量部进行审核和评估;⑥争议解决、协调方式;⑦法律诉讼解决、协调方式。

另外,协议必须明确规定,药品运输商必须接受如下条款:①定期接受药品委托运输人的定期审计;②配合政府药品管理机构的调查工作;③配合并执行GSP对药品运输的相关要求。

(三)完善相关制度

1.药品出库管理制度。企业要制定药品出库管理制度,即出库检查与复核的管理制度,制定合理的药品出库与复核的管理程序,明确相关人员的质量责任。药品出库复核应当建立记录,包括购货单位、药品的通用名称、剂型、规格、数量、批号、有效期、生产厂商、出库日期、质量状况和复核人员等内容。药品出库时必须进行复核和质量检查,填写药品出库复核记录,确保发运无误且过程可以追溯。药品出库复核记录的栏目设置要详细、全面,便于追查所有药品的出库发出情况。

2.冷链运输管理制度。新版GSP对药品经营企业的软硬件提出了更高的要求,要求企业必须建立与经营规模和品种相适应的冷库,并配备用于冷库整体环境温度24h自动监测系统。同时加大对药品运输过程中对温度控制的要求,并尽快普及"RFID"冷温度管理系统,保证药品流通全过程的温度监控。

3.药品运输商的审计制度。基于风险评估和法规要求,选择合格的药品运输商。建立药品运输商的审计制度,签订书面协议,规范双方的行为。对药品运输商进行现场审计或者调查问卷,是确保运输商的行为符合预期要求的有效手段之一。药品经营企业应该建立全面的运输服务商审计管理规程,以及书面的协议,并详细规定相关内容。

4.药品储存、发货、运输、配送、收货、验收管理制度。针对药品涉及储存、发货、运输、配送、收货、验收等环节,建立完善、详细、符合GSP要求的书面规定,并对相关岗位员工进行持续培训,定期考核,以确保培训效果符合要求。

5.药品运输商年度回顾制度。每年岁末或者下一年的年初,应该对过去一年涉及药品运输商的各类记录和质量管理情况(例如,投诉、退货、调货、换货等)进行回顾,重新对运输商进行评估,并督促药品运输商加强管理,改正不能满足药品法规和GSP规定的行为。

第六章　药品流通监管

第一节　药品流通监督管理的基础知识

一、药品流通

药品流通是指在商品生产的条件下,药品生产企业生产的药品,通过流通,通过市场转移到消费者手中。药品流通的过程不仅是市场化的过程,由于药品对人民健康安全的重要性,国家必须通过一定的法律制度与政策措施来对药品的流通实行监督管理,从而保证药品流通市场的稳定有序,进一步保障公众的用药安全,并控制医疗费用在一定的范围,维护人民合法用药的权利。

二、药品流通的特点

首先,药品品种、规格、批次多,在药品流通的时候容易造成混淆,给药品分类储存和准确分发带来更大的难度;其次,因药品的特殊性,为确保药品的质量安全,在药品的流通过程中对药品的运输和保存有着严格要求。同时,对销售人员和机构的要求较高,药品的定价和价格控制的难度大;最后,药品的商品属性与一般产品不同,因此对于药品广告宣传的内容有严格的规定,不得虚假宣传,处方药和非处方药的广告应分类管理。

三、药品流通监管的主要内容

药品流通包括药品生产企业的销售、药品经营机构经营药品的全过程、医疗机构的采购等。药品流通监督管理的主要包括以下几个方面。

第一,严格药品经营企业的准入制度所有批发或零售药品的机构都必须按照审批的法定程序,设置批发或零售机构的最低条件,经过政府的有关部门批准后发予准许批发或零售的法定证明。

第二，推行药品流通质量规范《药品经营质量管理规范》(good supply practice,GSP)是药品生产质量规范的延伸，是保证药品在流通过程中其质量安全的重要措施。主要针对药品的批发与零售进行管理。

第三，实行处方药与非处方药分类管理药品的安全级别并不是所有的都一样，那些毒副作用较小，患者可根据说明书自行用药，风险较小的药品与那些毒副作用较强、治疗窗较窄，风险较大的药品实施不同的管理。

第四，制定实施执业药师制度执业药师管理是药品监督管理的重要组成部分，是药品零售、使用领域保证药品和药学服务质量不可或缺、不可替代的药学技术力量。

第五，规范药品广告宣传管理因药品的专业性和特殊性，由于广大公众对于药品缺少专业知识，可能会被那些夸大药效、任意扩大适应证、以各种所谓的专家代言的虚假广告所误导，因此必须加强对药品广告的监督管理，正确引导消费者。

第六，对药品标识、商标管理的管理药品的包装、标签、说明书、商标是消费者了解药品信息的主要来源，因此，对药品标识物与商标的管理，是国家药事管理部门对药品监督管理的重要内容之一。

第七，药品价格控制。为切实保护人们用药的可及性，减轻"看病贵、用药贵"的难题，采取措施对药品价格进行一定的限制。

四、药品流通监督管理法律体系

我国现行药品流通监管方面的法律制度是对我国药品流通进行监督管理的前提，药品流通监管法律体系是指运用法律规范调整药品流通监管过程中产生的社会关系的各种法律制度。具体地说，我国药品流通监管方面的法律制度主要有《中华人民共和国药品管理法》《药品管理法实施条例》《药品流通监督管理办法》《药品经营质量管理规范》等。

第一，《药品管理法》及其《实施条例》《药品管理法》(2015修订版)。对涉及药品流通过程的药品经营企业管理(第三章)、药品管理(第五章)、药品包装的管理(第六章)、药品价格和广告的管理(第七章)有详细的管理措施与办法，同时还规定了药品监督管理的行政主体的权利与义务以及各方的法律责任。《实施条例》遵循《药品管理法》的立法宗旨与原则，近一部细化实施要点和操作规定,特别对药品监督管理机关的审核批准程序、期限提出明确的要求,对相关规定具体化。

第二,《药品流通监督管理办法》。2006年12月8日,国家食品药品监督管理局局务会议通过了《药品流通监督管理办法》(以下简称《办法》),并于2007年5月1日开始实施此法。

《办法》作为一部专门规范药品流通的法律,旨在解决近年来我国药品市场上出现的一些不规范销售行为和药品经营机构的管理制度,明确药品生产、经营企业对其药品购销行为的责任,这样强化了企业责任,明确了药品生产、经营企业、医疗机构为药品质量的第一责任人。

第三,《药品经营质量管理规范》及《药品经营质量管理规范实施细则》。1992年3月18日,国家医药管理局发布了《医药商品质量管理规范》(GSP),自1992年10月1日起实行。受国家医药管理局推行GSP委员会的委托,中国医药商业协会于1993年6月组织编写了《医药商品质量管理规范实施指南》,拉开了医药行业实施GSP的序幕。2000年11月,国家药品监督管理部门又发布了《药品经营质量管理规范实施细则》,2003年4月正式发布了《药品经营质量管理规范认证管理办法》。《药品经营质量管理规范》自颁布以来进行过第3次修订。中国现行的《药品经营质量管理规范》是2016年7月国家食品药品监督管理总局公布的《关于修改〈药品经营质量管理规范〉的决定》修订后的,该《规范》分总则、药品批发的质量管理、药品零售的质量管理、附则4章,计184条,自发布之日起施行。

第四,其他相关法律。我国相继出台了《药品说明书和标签管理规定》《处方药与非处方药分类管理办法(试行)》《药品广告审查办法》等一系列措施,对药品在市场上流通所要涉及的各个方面进行规范。

五、药品经营

药品经营是指药品从生产者转移到消费者手中的全过程。药品的经营离不开药品的销售渠道(distribution channels of drugs),即药品流通渠道,是指药品从生产者转移到消费者手中的途径,而构成药品销售渠道各环节的是专门从事药品经营活动的药品经营机构,包括药品批发商、药品零售商和医院药房等。根据药品经营企业所销售药品的数量、品种、类别的不同,我们可以将其分为药品批发企业与药品零售连锁企业和药品零售企业。我国对药品销售渠道中各个环节的药品经营机构实行准入制度,因此,批发商、经销商、零售商等经营药品的企业或单位必须经过一定的法定程序获取《药品经营许可证》后方可进行药品流通相关工作。

六、药品经营许可证制度

我国对药品生产、经营和医疗机构配制制剂等都实行许可证制度。2004年4月1日,国务院药品监督管理部门颁布的《药品经营许可证管理办法》正式施行,对许可证制度进行了落实。该法对药品经营企业开办条件以及药品经营许可证的管理规定了更为详尽的内容。

《药品管理法》(2015年修订版)第十四条规定:开办药品批发企业,须经企业所在地省、自治区、直辖市人民政府药品监督管理部门批准并发给《药品经营许可证》;开办药品零售企业,须经企业所在地县级以上地方药品监督管理部门批准并发给《药品经营许可证》。无《药品经营许可证》的,不得经营药品。《药品经营许可证管理办法》规定,(食品)药品监督管理部门(机构)应当将已经颁发的《药品经营许可证》的有关信息予以公开,公众有权进行查阅。对公开信息后发现企业在申领《药品经营许可证》过程中,有提供虚假文件、数据或其他欺骗行为的,应依法予以处理。《药品经营许可证》是企业从事药品经营活动的法定凭证,任何单位和个人不得伪造、变造、买卖、出租和出借。

七、开办药品批发企业的主要条件

开办药品批发企业,应符合省、自治区、直辖市药品批发企业合理布局的要求,并符合以下设置标准:①具有保证所经营药品质量的规章制度;②企业、企业法定代表人或企业负责人、质量管理负责人无《药品管理法》第七十五条、第八十二条规定的情形;③具有与经营规模相适应的一定数量的执业药师,质量管理负责人具有大学以上学历,且必须是执业药师;④具有能够保证药品储存质量要求的、与其经营品种和规模相适应的常温库、阴凉库、冷库;⑤具有独立的计算机管理信息系统,能覆盖企业内药品的购进、储存、销售以及经营和质量控制的全过程;⑥符合《药品经营质量管理规范》对药品经营各环节及软、硬件的要求。

八、开办药品零售企业的主要条件

开办药品零售企业,应符合当地常住人口数量、地域、交通状况和实际需要的要求,符合方便群众购药的原则,并符合以下设置规定。

第一,具有保证所经营药品质量的规章制度。

第二,具有依法经过资格认定的药学技术人员。经营处方药、甲类非处方药的药品零售企业,必须配有执业药师或者其他依法经过资格认定的药学技术人员。质量负责人应有1年以上(含1年)药品经营质量管理工作经验。

经营乙类非处方药的药品零售企业,以及农村乡镇以下地区设立药品零售企业的,应当按照《药品管理法实施条例》第十五条的规定配备业务人员,有条件的应当配备执业药师。

第三,企业、企业法定代表人、企业负责人、质量负责人无《药品管理法》第七十五条、第八十二条规定情形的。

第四,具有与所经营药品相适应的营业场所、设备、仓储设施以及卫生环境;在超市等其他商业企业内设立零售药店的,必须具有独立的区域。

第五,具有能够配备满足当地消费者所需药品的能力,并能保证24h供应。

九、药品经营许可证的管理机构

国务院药品监督管理部门主管全国药品经营许可的监督管理工作;省级药品监督管理部门负责本辖区内药品批发企业《药品经营许可证》发证、换证、变更和日常监督管理工作,并指导和监督下级药品监督管理机构开展《药品经营许可证》的监督管理工作;设区的市级药品监督管理机构或省级药品监督管理部门直接设置的县级药品监督管理机构负责本辖区内药品零售企业《药品经营许可证》发证、换证、变更和日常监督管理等工作。

十、《药品经营许可证》的申领程序

第一,提出筹建申请开办药品经营企业的申请人,药品批发企业应当向拟办企业所在省级食品药品监督管理部门、药品零售企业应当向拟办企业所在地设区的市级药品监督管理机构或省级药品监督管理部门直接设置的县级药品监督管理机构提出筹建申请并提交相关材料。申请材料不齐或者不符合法定形式的,应当当场或者在5日内发给申办人《补正材料通知书》,一次性告知需要补正的全部内容;申请事项属于本部门职权范围,材料齐全、符合法定形式,或者申办人按要求提交全部补正材料的,发给申办人《受理通知书》。《受理通知书》中注明的日期为受理日期。自受理申请之日起30个工作日内,监督管理部门对申报材料进行审查,做出是否同意筹建的决定,并书面通知申办人。

第二,筹建取得同意筹建书后,按照开办药品批发企业和药品零售企业的条件以及《药品经营质量管理规范》中规定的药品经营企业的人员、软件及硬件要求,申办人筹建企业。

第三,提出验收申请筹建工作结束后提出验收申请。对于药品批发企业,药品监督管理部门应自收到申请之日起30个工作日内对开办条件组织验收。对于药品零售企业,药品监督管理部门应自收到申请之日起15个工作日内对开办条件组织验收。

第四,组织验收开办药品批发企业验收实施标准由国家食品药品监督管理总局制定。开办药品零售企业验收实施标准,由各省、自治区、直辖市食品药品监督管理部门依据本办法和《药品经营质量管理规范》的有关内容组织制定,并报国家食品药品监督管理总局备案。并依据《药品管理法》第十五条规定,符合条件的,发给《药品经营许可证》。

十一、药品经营许可证管理的内容

第一,变更《药品经营许可证管理办法》第十三条规定,《药品经营许可证》变更分为许可事项变更和登记事项变更。药品经营企业变更《药品经营许可证》许可事项的,应当在原许可事项发生变更30日前,向原发证机关申请《药品经营许可证》变更登记。药品经营企业变更《药品经营许可证》的登记事项的,应在工商行政管理部门核准变更后30日内,向原发证机关申请《药品经营许可证》变更登记。原发证机关应当自收到企业变更申请和变更申请资料之日起15个工作日内做出准予变更或不予变更的决定。准予变更的,原发证机关应当自收到企业变更申请和变更申请资料之日起15个工作日内为其办理变更手续。

第二,换发《药品经营许可证》有效期为5年。有效期届满,需要继续经营药品的,持证企业应在有效期届满前6个月内,向原发证机关申请换发《药品经营许可证》。原发证机关按本办法规定的申办条件进行审查,符合条件的,收回原证,换发新证。不符合条件的,可限期3个月进行整改,整改后仍不符合条件的,注销原《药品经营许可证》。

第三,注销有下列情形之一的,《药品经营许可证》由原发证机关注销:①《药品经营许可证》有效期届满未换证的;②药品经营企业终止经营药品或者关闭的;③《药品经营许可证》被依法撤销、撤回、吊销、收回、缴销或者宣布无效的;④不可抗力导致《药品经营许可证》的许可事项无法实施的;⑤法律、法规规定的应当注销行政许可的其他情形。

(食品)药品监督管理部门(机构)注销《药品经营许可证》的,应当自注销之日起5个工作日内通知有关工商行政管理部门。

十二、对药品经营企业的管理规定

第一,经营范围的规定药品经营企业经营范围包括:麻醉药品、精神药品、医疗用毒性药品;生物制品;中药材、中药饮片、中成药;化学原料药及其制剂、抗生素原料药及其制剂、生化药品。

《药品经营许可证》应当标明经营范围,药品经营企业只能按照《药品经营许可证》上核定的经营范围从事药品经营活动,医疗用毒性药品、麻醉药品、精神药品、放射性药品和预防性生物制品的核定按照国家特殊药品管理和预防性生物制品管理的有关规定执行。

第二,药品采购管理药品经营企业应从有药品生产、经营许可证的药品生产、经营企业采购药品。

第三,禁止销售假、劣药《药品管理法》明令禁止销售假药、劣药。药品经营企业在购销活动中发现假劣药,应向药品监管部门报告,不得自行销售或退换货处理。

生产、销售假药的,按照《药品管理法》第七十三条规定进行处罚;生产、销售劣药的,按照《药品管理法》第七十四条规定进行处罚。

定义为假药的具体情形见《药品管理法》第四十八条规定;定义为劣药的具体情形见《药品管理法》第四十九条规定。

第四,药品销售人员的规定从事药品经营的销售人员必须具有高中以上文化水平,并接受相应的专业知识和药事法规培训。不得兼职其他企业进行药品购销活动,在被委托授权范围内的行为,由委派或聘用的药品生产、经营企业承担法律责任。

第五,其他规定:①建立并执行进货检查验收制度和药品保管制度。药品经营企业购进药品时,必须验明药品合格证和其他标识,不符合要求的不得购进。药品经营企业应采取必要的冷藏、防冻、防潮、防虫、防鼠等措施,保证药品质量,产品的出入库必须执行检查制度;②建立完整真实的药品购销记录。药品购销记录必须保存至超过药品有效期1年,但不得少于3年;药品零售企业的购销记录保存不得少于2年;③进口药品的国内销售代理商必须向国家药品监督管理部门备案;④药品经营企业销售药品必须准确无误,并正确说明用法、用量和注意事项;调配处方必须经过核对,对处方所列药品不得擅自更改或者代用。对有配伍禁忌或者超剂量的处方,应当拒绝调配;必要时,经处方医师更正或者重新签字,方可调配。药品经营企业销售中药材,必须标明产地。

十三、药品经营质量管理规范(GSP)的管理要素

(一)组织机构

第一,药品批发企业和零售连锁企业。药品批发企业基本机构一般包括质量管理部、业务部(采购、储存、销售)、办公室、财务部等;药品零售连锁企业的组织机构一般包括零售连锁管理总部、配送中心和零售事业部及若干个门店。

第二,药品零售企业。药品零售企业应根据自身规模,设置相应的管理机构或管理人员,如质量负责人、质量管理部、处方审核部、采购员组、保管组、养护组、营业组等。

(二)人员要求

第一,药品经营企业从事与质量相关工作的人员应符合相应的资质要求。
药品批发企业和药品零售连锁企业对从事与质量相关工作的人员的要求如下:①企业负责人应当具有大学专科以上学历或者中级以上专业技术职称,经过基本的药学专业知识培训,熟悉有关药品管理的法律法规及本规范;②企业质量负责人应当具有大学本科以上学历、执业药师资格和3年以上药品经营质量管理工作经历,在质量管理工作中具备正确判断和保障实施的能力;③

企业质量管理部门负责人应当具有执业药师资格和3年以上药品经营质量管理工作经历,能独立解决经营过程中的质量问题;④从事质量管理工作的,应当具有药学中专或者医学、生物、化学等相关专业大学专科以上学历或者具有药学初级以上专业技术职称。

药品零售企业对人员的要求如下:①企业法定代表人或者企业负责人应当具备执业药师资格;②企业应当按照国家有关规定配备执业药师,负责处方审核,指导合理用药;③质量管理、验收、采购人员应当具有药学或者医学、生物、化学等相关专业学历或者具有药学专业技术职称。从事中药饮片质量管理、验收、采购人员应当具有中药学中专以上学历或者具有中药学专业初级以上专业技术职称;④营业员应当具有高中以上文化程度或者符合省级食品药品监督管理部门规定的条件。中药饮片调剂人员应当具有中药学中专以上学历或者具备中药调剂员资格。

第二,企业应当按照培训管理制度定期组织人员进行培训,使相关人员能正确理解并履行职责,同时做好培训记录。

第三,定期组织人员进行健康检查,并建立档案。

(三)硬件条件

《药品管理法》规定:药品经营企业必须具有与所经营范围、经营规模相适应的经营场所、设备和仓储设施,即药品经营企业的硬件条件。具体要求如下。

第一,药品批发企业与零售连锁企业的设施、设备库房的选址、设计、布局、建造、改造和维护应当符合药品储存的要求,防止药品的污染、交叉污染、混淆和差错。药品储存作业区、辅助作业区应当与办公区和生活区分开一定距离或者有隔离措施。

库房应当配备相应的避光、通风、防潮、防虫、防鼠等设备;有效调控温湿度及室内外空气交换的设备;符合储存作业要求的照明设备;不合格药品专用存放场所等其他规定的设备;经营特殊管理药品的企业有符合国家规定的储存设施,储存、运输冷藏、冷冻药品的,应当配备特殊设施设备。

第二,药品零售企业的设施、设备对营业场所的要求:营业场所应当具有相应设施或者采取其他有效措施,避免药品受室外环境的影响,并做到宽敞、明亮、整洁、卫生；营业场所应当有货架和柜台；监测、调控温度的设备；经营中药饮片的，有存放饮片和处方调配的设备；经营冷藏药品的，有专用冷藏设备等其他规定及必要的设施设备。

对于仓库的要求：企业设置库房的，应当做到库房内墙、顶光洁，地面平整，门窗结构严密；有可靠的安全防护、防盗等措施。仓库应当有避光、通风、防潮、防虫、防鼠等设备；有效监测和调控温湿度的设备；符合储存作业要求的照明设备；不合格药品专用存放场所等规定的设施设备。

对于设施的要求：营业用货架、柜台齐备，销售柜组标志醒目。营业场所应该按照药品分类管理的要求对不同类别、不同用途、不同剂型、不同品名、不同储存要求的药品加以分类陈列，按照要求摆放药品和价格签。柜台外应有柜组标示。

（四）质量管理体系（软件条件）

药品经营企业应建立健全完善的质量管理体系，以保证经营药品质量、工作与服务质量达到最优化。应明确管理职责和管理制度，药品批发和零售连锁企业应建立以企业主要负责人、企业质量负责人、企业质量管理部门负责人为核心，会同其他各有关部门负责人共同组成的质量领导组织。

第一，质量管理体系文件的基本组成质量管理体系文件包括药品经营企业的质量管理制度、各有关组织部门和工作岗位的质量职责、质量管理的工作程序以及经营活动中的相关记录和原始凭证等。

第二，文件的制定与管理文件制定应符合指令性、系统性、合法性、可行性、可考核性基本原则。

制定文件的要求如下：①文件必须按照规定的程序起草、批准和发布；②药品经营企业各项工作内容均应有与之相对应的文件，保证企业内部的经营质量管理工作"事事有依据"；③文件要"一事一文"，即一项质量管理文件只能规范一项工作；④文件格式统一，语言应简练、确切，各类文件应标明其类别的系统编码和日期。

（五）全过程管理

实施"GSP"的目的，就是要使药品在整个流通环节中能够保证质量的合格，为保证达到该目标，就需要药品经营企业做好进货、检验验收、储存、养护、出库、销售各个环节的管理。

第一，进货首先应坚持从证照（许可证、营业执照）齐全的药品工商企业进货，以确保供货单位的合法性。

第二，到货验收到货时，应按规定抽取样品，检查药品的内外包装、合格证、标签及说明书内容是否符合法定标准，以及外观性状是否异常。

第三，储存养护做好药品的在库养护工作，是保证药品在储存过程中保持质量合格的一项重要工作，必须做好分类储存、药品分类摆放、色标管理、规范药品堆垛距离、确定药品混垛时限、记录仓库的温、湿度和仓库巡视的工作。

第四，出库复核药品出库要遵循"先进先出，近期先出"的原则，按批号发货，实行出库验发制度。

第五，销售与售后服务中做好记录并能做好跟踪调查。

十四、GSP认证

GSP认证是国家对药品经营企业药品经营质量管理进行监督的一种手段，是对药品经营企业实施GSP情况检查认可和监督管理的过程。

2003年4月，国务院药品监督管理部门正式颁布施行新的《药品经营质量管理规范认证管理办法》，规定了GSP认证的具体问题。省级药品监督管理局负责GSP认证的组织、审批和监督管理。

十五、申请GSP认证的药品经营企业应符合的条件

第一，具有企业法人资格的药品经营企业。

第二，非专营药品的企业法人下属的药品经营企业。

第三，不具有企业法人资格且无上级主管单位承担质量管理责任的药品经营实体。

第四，具有依法领取的《药品经营许可证》和《企业法人营业执照》或《营业执照》。

第五，企业经过内部评审，基本符合《药品经营质量管理规范》及其实施细则规定的条件和要求。

第六，在申请认证前12个月内，企业没有因违规经营造成的经销假劣药品问题（以药品监督管理部门给予行政处罚的日期为准）。

十六、GSP认证的程序

GSP认证程序是指从提交申报资料至最后检查并决定是否通过的整个过程，一般流程如图6-1所示。

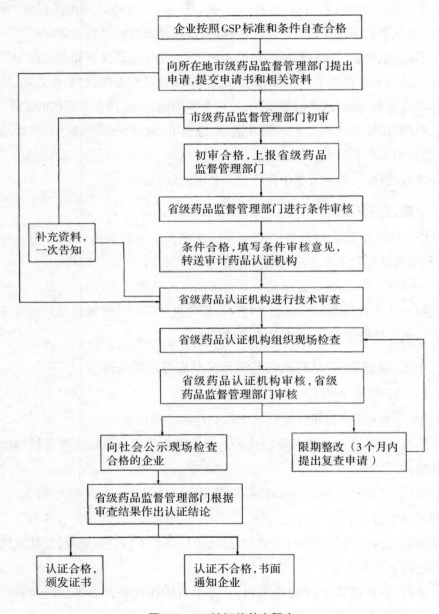

图6-1　GSP认证的基本程序

第一,提出申请申请GSP认证的药品经营企业应符合《药品经营质量管理规范认证管理办法》第十七条规定。且申请时必须填写《药品经营质量管理规范认证申请书》,同时报送资料应报送《药品经营许可证》和《营业执照》复印件;企业实施《药品经营质量管理规范》情况的自查报告;企业非违规经销假劣药品问题的说明及有效的证明文件等其他《药品经营质量管理规范认证管理办法》规定的文件资料至所在地设区的市级药品监督管理机构或者省、自治区、直辖市药品监督管理部门直接设置的县级药品监督管理机构进行初审。

第二,资料初审及受理初审部门应在收到认证申请书及资料起10个工作日内完成初审,对认证申请的初审,一般仅限于对申请书及申报资料的审查,初审合格的将其认证申请书和资料移送省、自治区、直辖市药品监督管理部门审查。省、自治区、直辖市药品监督管理部门在收到认证申请书及资料之日起25个工作日内完成审查,并将是否受理的意见填入认证申请书,在3个工作日内以书面形式通知初审部门和申请认证企业。不同意受理的,应说明原因。对同意受理的认证申请,省、自治区、直辖市药品监督管理部门应在通知初审部门和企业的同时,将认证申请书及资料转送本地区设置的认证机构。

第三,GSP认证现场检查为规范《药品经营质量管理规范》的检查工作,国家食品药品监督管理部门于2014年2月制定了《药品经营质量管理规范现场检查指导原则》,对现场检查工作进行指导。

检查组由3名GSP检查员组成,实行组长负责制。从认证检查员库随机抽取3名GSP认证检查员组成检查组,另外认证机构组织现场检查时,可视需要由有关药品监督管理部门选派1名观察员协助工作。检查组依照《GSP认证现场检查工作程序》《GSP现场检查评定标准》《GSP认证现场检查项目》实施现场检查。检查结果将作为评定和审核的主要依据。

检查程序主要包括召开首次会议、检查取证、综合评定、召开末次会议几部分。

第四,检查情况报告检查工作结束后,检查组应在3日内将检查报告、相关资料及有关异议的记录资料等装袋贴封,上报省级药品认证管理部门。

第五,审批发证根据检查组现场检查报告并结合有关情况,认证机构在收到报告后提出审核意见,送交省级监督管理部门审批,省级药品监督管理部门在收到审核意见之日起15个工作日内进行审查,做出认证是否合格或者限期整改的结论。对认证合格的药品经营企业,省级药品监督管理部门应向企业颁发《药品经营质量管理规范认证证书》;并且要在本地区公布。对认证合格的药品批发企业,除在本地区公布外,还应通过国务院药品监督管理部门的政府网站向全国公布。

第六,认证后的监督检查各级药品监督管理部门应定期对辖区内已认证合格企业进行监督检查,以确认认证合格药品经营企业是否仍然符合标准。省级药品监督管理部门应在企业认证合格后24个月内,组织对其认证的药品经营企业进行一次跟踪检查。

第七,GSP证书的管理《药品经营质量管理规范认证证书》有效期5年(新开办企业药品认证证书有效期1年),有效期满前3个月内,由药品经营企业提出重新认证的申请。药品监督管理部门依照GSP的认证程序,对重新申请GSP认证的药品经营企业进行检查和复审。

十七、提供互联网药品交易服务的企业应当具备的条件

为药品生产企业、药品经营企业和医疗机构之间的互联网药品交易提供服务的企业或通过自身网站与本企业成员之外的其他企业进行互联网药品交易的药品生产企业和药品批发企业提供互联网药品交易服务的企业,均应符合《互联网药品信息服务管理办法》。

十八、从事互联网药品交易服务的申请和审批程序

第一,申请。申请从事互联网药品交易服务的企业,应当向所在地省级药品监督管理部门提出申请,并提交申请材料。

第二,审批省级药品监督管理部门收到申请材料后,在5日内对申请材料进行形式审查。决定予以受理的,发给受理通知书;决定不予受理的,应当书面通知申请人并说明理由。省、自治区、直辖市(食品)药品监督管理部门自受理之日起20日内对申请提供互联网药品信息服务的材料进行审核,并作出同意或者不同意的决定。同意的,由省、自治区、直辖市(食品)药品监督管理部门核发《互联网药品信息服务资格证书》,同时报国家食品药品监督管理总局备案并发布公告;不同意的,应当书面通知申请人并说明理由,同时告知申请

人享有依法申请行政复议或者提起行政诉讼的权利。

《互联网药品交易服务机构资格证书》由国务院药品监督管理部门统一印制,有效期为5年。有效期届满,需要继续提供互联网药品交易服务的,企业应当在有效期届满前6个月内向原发证机关申请换发互联网药品交易服务机构资格证书。

十九、对互联网药品交易服务的监督管理

在互联网上进行药品交易的药品生产企业、药品经营企业和医疗机构必须通过经药品监督管理部门和电信业务主管部门审核同意的互联网药品交易服务企业进行交易。

二十、对药品集贸市场的管理

国家禁止设立除中药材专业市场以外的其他药品集贸市场,禁止在中药材专业市场内出售国家规定限制销售的中药材和中成药、中药饮片、化学原料及其制剂、抗生素、生化药品、放射性药品、血清疫苗、血液制品和诊断药品等。而为了便于对城乡集市贸易市场和中药材专业市场的监管,药品批发企业不得进入城乡集市贸易市场。2015年4月24日修订颁布的《药品管理法》第二十一条规定:城乡集市贸易市场不得出售中药材以外的药品,但持有《药品经营许可证》的药品零售企业在规定的范围内可以在城乡集市贸易市场设点出售中药材以外的药品。

2002年3月29日,国家药品监督管理部门发布了《国务院办公厅关于开展集贸市场专项整治工作的通知》(以下简称《通知》)。《通知》把中药材专业市场列为专项整治的范围,并把假冒伪劣中药材和禁止上市销售的产品作为这次整治查处的重点,同时明确了各级药品监督管理部门在专项整治中的责任。

目前,国家对药品集贸市场的整治已经取得了不小的成效,但是药品集贸市场存在的问题仍不容忽视。

第二节 药品价格、广告与包装的管理

一、我国药品价格定价形式

在我国,药品定价的形式主要有三种:政府定价、政府指导价和市场调节价。

第一,政府定价和政府指导价。政府定价是指依照价格法的规定,由政府价格主管部门按照定价权限和范围制定的价格。政府指导价是指依照价格法的规定,由政府价格主管部门按照定价权限和范围规定基准价及其浮动幅度,指导经营者制定的价格。

药品政府定价管理分为中央和地方两级:国务院价格主管部门负责制定国家基本医疗保险用药目录中的甲类药品和生产经营具有垄断性的少量特殊药品价格,如国家计划生产供应的精神药品、麻醉药品、计划免疫药品、计划生育药品等。省级价格主管部门负责制定国家基本医疗保险用药目录中的乙类药品和中药饮片价格,以及医疗机构制剂价格。

政府制定或指导药品价格的基本原则是:依据药品的社会平均成本、市场供求状况和社会承受能力合理制定价格。

第二,市场调节价。市场调节价是指通过市场竞争形成的、由药品生产经营企业依法根据生产经营成本和市场供求状况自主制定的价格,是相对于政府定价和政府指导价而言的。

第三,单独定价。国家规定的药品生产质量标准是药品生产企业应达到的最低标准。不同企业由于生产所采用的工艺不同、原材料的质量不同、管理水平不同,生产出的药品虽然都是合格的,但质量仍有差异,有时差异还很明显。为了鼓励企业生产优质药品,国家采取了对少数企业优质产品单独定价的办法。

二、药品价格的监测方式

第一,药品生产经营企业、医疗机构执行政府定价、政府指导价的规定执行政府定价、政府指导价是药品生产、经营企业、医疗机构的义务,必须按照政

府定价或政府指导价的范围内制定具体的价格,不得擅自提高。

第二,药品生产企业必须依法如实上报成本药品的真实成本是价格主管部门科学合理制定价格的基本依据。按照规定向政府价格主管部门如实提供有关药品的生产经营成本资料,是药品生产经营企业应尽的义务,拒报、虚报、瞒报的行为是对公众利益的损害。

第三,药品生产、经营企业及医疗机构须标明药品零售价格药品生产经营企业和医疗机构必须明码标价,注明品名、产地、规格、等级、计价单位、价格等必要信息,增强药品市场价格的透明度和公开性,维护用药者的权益。

第四,药品生产、经营企业及医疗机构应提供实际购销价格和购销数量向政府价格主管部门提供药品的实际购销资料是药品生产、经营企业和医疗机构的义务。

三、药品广告

药品广告是指通过实物、文字、绘画或音响等媒体向社会宣传药品,以加强药品生产者、经营者与消费者之间的联系,从而达到销售药品、指导患者合理用药的目的。药品广告必须具有真实性、合法性、科学性。

四、药品广告的审批内容

药品广告的特殊性[①]决定它必须首先经过企业所在地的省级药品监督管理部门的审核才能发布。国家建立了药品广告审查制度,制定了《药品广告审查标准》。根据《药品广告审查标准》,药品广告必须经药品监督管理部门批准,获得批准文号才可发布。药品监督管理部门必须审核广告申请人提供的证明文件的真实性、有效性、合法性、完整性和广告制作前文稿的真实性、合法性,其次要对药品的主要成分、功效、适应证、用法、用量、禁忌证和不良反应等内容进行审查,以确保药品广告的真实可靠,避免出现夸大疗效、误导消费者的现象,损害消费者的合法权益。

五、药品广告的发布范围的规定

我国实行处方药与非处方药分类管理制度。非处方药经审批后可以在大众传播媒介上发布广告或者以其他方式进行以公众为对象的广告宣传。其

①李晓,杨晓艳. 县级药品广告市场乱象浅析[J]. 中国食品药品监管,2016(8):1.

中,大众传播媒介包括向广大社会群体大规模发布信息的工具和手段,包括广播、电视、报刊、网络、户外广告等。

处方药是必须凭执业医师和执业助理医师处方方可购买、调配、使用的药品。由于处方药的使用特殊性,不适合通过普通的社会大众传媒发布广告。

六、药品广告内容

药品广告的内容包括药品广告的文字、语言、画面及其含义,具体内容有：药物名称、药物组成、适应证(功能与主治)、生产企业、批准文号等。

《药品管理法》和有关法规对药品广告内容做了如下规定:药品广告的内容必须真实、合法,以国务院药品监督管理部门批准的说明书为准,不得含有虚假的内容;药品广告不得含有不科学的表示功效的断言或者保证;不得含有贬低同类产品的词语及"最新技术""国家级新药""最新科技""最先进制法"等语言;不得利用国家机关、医药科研单位、学术机构或者专家、学者、医师、患者的名义和形象作证明;不得使用儿童的名义和形象。非药品广告不得有涉及药品的宣传。

除以上限制规定外,根据广告法第十四条规定,药品广告还不得含有"说明治愈率或者有效率的""与其他药品的功效和安全性比较的"的内容及"法律、行政法规规定禁止的其他内容"。

七、药品广告的监管

治理药品广告市场混乱的根本方法是加强对药品广告的监管。目前我国由省级药品监督管理部门行使药品广告的审批权,而各级工商行政管理部门对药品广告进行监督、管理和查处。

八、药品商标的管理

商标是指由文字、图形或者其组合构成的,适用于商品或服务的项目上,用以区别企业、事业单位或者个体工商者对其生产、加工、提高的商品或服务的标记。我国对商标实行强制注册管理,将其纳入药品管理和商标管理的内容中。

九、药品包装、标签的管理

这里所说的对药品包装、标签管理主要是指对药品包装物上所印制的文字、图案、内容的管理。

第一,总体规定药品包装、标签在申请该药品注册时依照药品的不同类别按照相应的管理办法办理审批手续。药品的每个最小销售单元的包装必须印有或贴有标签或说明书。

同一企业,同一药品的相同规格的药品(指药品规格和包装规格两种)其包装、标签的格式和颜色必须一致,不得使用不同的商标。同一企业、同一药品的不同规格的药品,其最小销售单元的包装、标签应明显区别或规格项明显标志。

第二,文字凡在中国境内销售和使用的药品,包装、标签所用文字必须以中文为主并使用国家语言文字工作委员会公布的现行规范文字。

第三,商品名药品的商品名须经国家药品监督管理部门批准后方可在包装、标签上标注。商品名不要与通用名(药品国际非专利名称的简称)连写,要分行。

第四,有效期包装标签有效期的表达方法,按年月顺序。一般表达可用有效期至某年某月,或只用数字表示。

第五,内容药品包装、标签上印刷的内容对产品的表述要准确无误,除表述安全、合理用药的用词外,不要印有各种不适当宣传产品的文字和标识。

药品包装上的标签包括:①内包装标签;②外包装标签;③药品大包装标签。

第六,特殊管理的药品、外用药品、非处方药品包装、标签的印制规定麻醉药品、精神药品、医疗用毒性药品、放射性药品等特殊管理的药品、外用药品、非处方药品在其大包装、中包装、最小销售单元和标签上必须印有符合规定的标志;对贮藏有特殊要求的药品,必须在包装、标签的醒目位置中注明。

第七,进口药品包装、标签的规定进口药品的包装、标签除按一般规定执行外,还应标明"进口药品注册证号"或企业名称、生产日期、批号、有效期及国内分包装企业名称等。

第八,异地生产的药品、委托加工的药品包装、标签的规定经批准异地生产的药品,其包装、标签还应标明集团名称、生产企业、生产地点;批准委托加工的药品,其包装、标签还应标明委托双方企业名称、加工地点。

十、药品说明书的管理

药品的说明书应列有以下内容:药品名称(通用名、英文名、汉语拼音、化学名称)、分子式、分子量、结构式(复方制剂、生物制品应注明成分)、性状、药理毒理、药代动力学、适应证、用法用量、不良反应、禁忌、注意事项(孕妇及哺乳期妇女用药、儿童用药、药物相互作用和其他类型的相互作用,如烟、酒等)、药物过量(包括症状、急救措施、解毒药)、有效期、贮藏、批准文号、生产企业(包括地址及联系电话)等内容。如某一项目尚不明确,应注明"尚不明确"字样;如明确无影响,应注明"无"。

第三节　药品经营质量管理体系

质量管理体系是组织内部建立的、为实现质量目标所必需的、系统的质量管理模式,是组织的一项战略决策。它将资源与过程结合,以过程管理方法进行的系统管理,根据企业特点选用若干体系要素加以组合,一般由管理活动、资源提供、产品实现以及测量、分析与改进活动相关的过程组成,可以理解为涵盖了从确定顾客需求、设计研制、生产、检验、销售、交付之前全过程的策划、实施、监控、纠正与改进活动的要求,一般以文件化的方式呈现,成为组织内部质量管理工作的要求。

一、药品经营企业质量管理体系的概念

药品经营企业质量管理体系是指为保证药品经营过程的服务质量,满足规定的(或潜在的)要求,由组织机构、职责、程序、活动、能力和资源等构成的有机整体,即为了实现质量目标的需要而建立的综合体。药品经营企业建立健全完善的质量体系,是使其实现质量目标的必要手段。

二、质量管理体系的基础和构成

质量管理体系是由人员组织、经营活动所需要的硬件(如设施设备)、经营

质量管理活动所需要的文件(软件),及其经营活动过程所组成的有机整体。要知道药品经营企业质量管理体系的基础与构成要满足什么样的要求才能有效运作,必须首先对药品经营企业质量环节进行分析。

(一)药品经营企业质量环节

药品经营企业的质量环节从以下几个方面进行阐述。

1.企业负责人及其作用。包括:①企业领导人的质量风险意识;②组织机构的建立;③人员配置;④仓储的设施、设备等硬件配置;⑤管理文件(软件)等的建立;⑥管理的计划、组织、协调与控制等工作的开展等。

2.采购环节。包括:①供应商质量管理审核;②供应商产品审核;③供应商销售人员资质审核。

3.接收环节。包括:①购进产品的验收;②产品入库。

4.储存养护环节。包括:①产品的储存;②产品的养护。

5.出库销售环节。包括:①销售客户审核与选择;②出库复核;③运输条件的审核,如冷链药品的运输条件等。

6.药品退货环节。包括:①药品售后退回的验收与审核;②药品购进退出的管理。

7.售后服务环节。包括:①质量信息、质量查询等活动管理;②质量投诉、用户访问;③药品不良反应的信息收集、反馈与报告等;④药品召回;⑤质量事故调查处理。

(二)药品经营企业质量体系的构成

通过对以上质量环节的分解与分析,不难看出,药品经营企业质量管理体系的基础由人员组织、硬件条件、文件(软件)与工作过程这四个基本要素构成。要想把质量管理活动按照全面质量管理的要求落实到各个质量环节中去,还必须在基本要素的基础上,按照ICH Q10的要求,建立质量管理体系的各个子系统。对于药品经营企业而言,质量管理体系由以下四个子系统构成,分别是产品质量监控系统、纠偏和预防(CAPA)措施系统、变更管理系统、产品质量的回顾系统。

1.产品质量监控系统。为了确保药品的安全性、有效性、质量可控性,药品经营企业需要对药品流通的全过程实施全方位的监控,因此必须建立完善的监控系统,具体内容如下:①对上游药品生产企业和供货商的质量审计制度;②对药品运输委托商的质量审计和管理制度;③对药品储存、验收、养护、入库的管理制度;④对药品销售、物流配送管理的监控制度;⑤对下游购货商的质量审计和监控制度;⑥企业的自检和内审制度。

2.纠偏和预防(CAPA)措施系统。依据ICH Q9的相关要求,药品经营企业需建立CAPA系统;该系统有助于企业针对投诉、不合格品处理、产品召回、偏差处理、官方检查实施纠偏和预防措施;CAPA方法能够改进产品的质量和工作流程,并增加对产品质量的认知程度。

3.变更管理系统。药品经营企业质量管理体系的有关元素会不断发生变化,通过规范的变更管理体系活动,将有助于对这些变化进行科学评价,从而不断完善药品质量管理体系及其运作;变更管理主要集中在以下五方面:①文件体系、设施和设备变更管理;②机构和人员变更管理;③外部审计和内部审计的管理;④客户审计或者官方审计的管理;⑤产品质量管理;针对上述五方面,药品经营企业需及时变更系统,并保持质量体系的动态更新和完善。

4.产品质量的回顾系统。药品经营企业初步建立质量管理体系后,必须回顾产品质量以及质量体系,这样才能不断改进与完善质量管理体系;药品经营企业的质量体系回顾应包括以下内容:①上游供货商的质量审计情况回顾;②质量监控系统(偏差、投诉等)情况回顾;③内部自检的定期回顾;④外部审计的质量回顾;⑤企业硬件系统(设备、设施)变更情况回顾。

产品质量的回顾,有助于药品经营企业质量管理体系及其运作的稳定可靠,不断提升质量管理体系的运作水平。

(三)药品经营企业质量职能与分解

药品经营企业质量管理体系运作的展开,必定会落实到企业每个部门每个人的具体工作中,因此,企业质量职能必须要进行分解,这样的分解必须以质量系统为核心展开。每一项职能对于各部门有不同程度的责任要求,而每项要素都要有若干级层次的展开,直至展开到具体的部门和个人,企业员工应分别承担各自的质量职能。

1.质量管理体系的职能。

(1)组织准备:成立以企业负责人为首的质量管理体系领导小组,制订质量方针,建立体系的工作计划,开展宣传教育、骨干培训,提高员工对GSP的理解和认识水平。

(2)体系分析:调查企业质量职能分配现状,分析质量管理体系运行状况。主要的工作是收集有关标准、资料与信息,具体分析企业所处的环境,了解市场、社会、政府与客户对于企业建立质量管理体系的要求,以确定所选模式,并归纳需要的质量文件。对照标准与所选模式,评价要素的重要程度,并与企业已有要素水平状况进行比较。在评价、比较的基础上,选择确定企业质量体系要素,主要选择那些必须执行的、与企业质量形成过程有关的,以及现行有效而需要继续采用的要素,之后进行层次分析,以系统图表示一级、二级、三级要素,作业活动及目标(包括定量标准),以矩阵图形式分析要素的相互关系。最后对要素选择的完整性、层次性与合理性进行评审。

2.质量职能。分配将确定的质量管理体系要素开展成质量职能和质量活动是一项艰巨复杂的工作,关系到能否做好质量职能有效率地分配。根据GSP的要求,企业应制定质量管理体系要素及其质量职能和质量活动的分配计划与方案。企业负责人应切实履行所承担的职责,按"分配计划与方案"对体系要素及其质量职能和活动进行分配,明确承担职能和活动的部门。最后,确认质量职能和活动的分配结果,确定考核评价标准。一般来说,应对根据质量管理体系要素逐级展开的质量活动,以矩阵图形式编制质量职能分配表。

(1)编制质量管理体系文件:在企业负责人的主持下,企业制定或重新审定质量方针,并正式发布;以质量方针为原则,根据现有质量手段、质量制度、管理办法、质量记录目录,对照所确定的质量管理体系要素,编制新的质量体系文件明细表,列出应有文件项目;列出指导性文件,以使质量管理体系文件规范化、标准化;按照企业管理层次,逐级编制质量体系文件,包括质量手册、工作程序、管理标准及质量记录。

(2)建立质量管理体系:此阶段是质量管理体系文件编制完成后,体系进入运行前的准备阶段。具体进行以下几项工作:①编制质量管理体系实施计划、药品质量管理及各项专业计划,正式发布质量管理文件;②建立健全质量管理组织结构;③配备人员与资源;④编制相应的专业规范,如质量管理、仓储管理、业务经营及服务规范等;⑤制备并统一记录表、卡、单据与标记等。

(3)学习和贯彻:组织全体员工学习质量管理体系文件,并对学习与培训效果进行考核,有计划、有重点地开展质量活动,不断深化质量管理,提高管理水平。

三、药品经营企业质量管理体系的建立与运行

(一)建立质量管理体系的目的

同自发形成发展起来的体系相比,主动建立的质量体系必须满足如下目标:①规定具体的质量方针和目标;②具有强烈的顾客导向性;③包含为达到这些质量方针和目标所必需的所有活动;④所有活动在组织范围内构成一个完整的系统;⑤把质量职能与任务明确分配给全体人员;⑥包含特定的供应商控制活动;⑦对全面质量管理所涉及的硬件,包括仓储设施与设备进行确认;⑧规定质量信息的有效流动、处理及控制措施;⑨能够传达强烈的质量意识,并有效达成和组织范围内的质量激励;⑩规定质量成本及质量绩效的标准及其衡量单位;⑪确定纠正措施的有效性;⑫确定能够对质量管理体系运作连续不断的控制,包括信息的前馈和反馈、变更控制、持续改进(CAPA)、成果分析以及与现有标准的比较;⑬包括对各个子系统活动的回顾与审核等。

(二)质量管理体系的基本内容

质量管理体系的基本内容包括设计体系所选用或参照的标准、确定符合药品经营企业运行实际情况、对质量管理体系要素进行选择、确定、分配并展开质量职能、调整和确定与质量职能相适应的组织机构、分解与落实质量职能、确定与测评质量责任、确认质量管理体系运行、审查和复审的必要程序、质量成本管理、编制与确认质量体系文件。

上述基本内容均应充分体现该药品经营企业的特点,企业应结合自身实际来设计和制定。

(三)质量管理体系的基本要求

建立和完善药品经营企业质量管理体系,一方面要满足市场与用户的需要;另一方面要使药品在流通过程中的质量可控。具体来说包括以下几个方

面:①要把本企业与供应商、客户等外部单位联合起来,形成完整的质量管理体系链,共同贯彻落实药品监管的法律法规,包括GSP等;②要建立有效的质量管理机构,搭建网络以及制定相应的规章制度、工作标准与考核标准;③要明确规定各个部门的质量责任及拥有的权限;④要运用科学管理方法,并形成完整的信息反馈系统;⑤要确保商品流、物流、信息流畅通,以满足各职能部门管理的需要,并按照管理部门进行职能分解,使各级质量管理体系要素和各项质量活动都得到落实;⑥从广义上来看,药品经营企业的质量管理体系,应由质量管理部门、物控部门(包括仓储、运输)、采购供应部门等组成。

(四)质量管理体系的建立流程

根据质量管理的基本要求以及GSP标准,药品质量管理体系的建立应根据以下流程进行:①明确质量方针和质量目标;②基于质量方针和目标确定质量管理活动和组织架构;③建立质量制度;④执行质量制度并监控体系运行情况;⑤加强质量管理体系活动审核和回顾,保持质量管理体系及时更新和自我完善。

(五)质量管理体系的运行机制

质量管理体系运行是执行质量管理体系文件、实现质量目标、保持质量管理体系及时更新和自我完善的过程。质量管理体系的运行,要依靠体系组织结构的协调、监督、考核与信息反馈,并通过体系审核来确保质量管理体系的正常运行。

1.组织协调。药品经营企业质量管理的组织协调是在企业负责人的主持下,由企业质量管理部门、物控部门(包括仓储、运输)采购供应部门等具体负责进行的。组织协调的主要任务是组织实施质量体系文件,使各项质量活动在目标、分工、时间和联系方面协调一致,保证体系正常运行。

2.质量监督。企业应从外部与内部两个方面入手,在监督质量文件得到严格贯彻的基础上,进行不同形式的质量监督,主要是符合质量监督。对监督中发现的问题应及时反馈,并采取纠正措施。

3.质量信息管理。企业应通过质量信息的良好流通和反馈来保证质量体系的正常运行,并以信息来促进部门间相互联系,以保证体系的有效运转。

4.质量管理体系审核与回顾。企业应不断进行质量管理体系审核与回顾,保证质量管理体系有效运行。审核与回顾不仅可以评价、确定体系的有效性,还可以对存在的问题采取纠正措施,以保证体系的持续有效。企业可以根据体系审核信息采取纠正措施或组织质量改进,以提高体系运行的有效性;利用体系审核整改的信息进行考核,可以提高各部门贯彻体系文件的积极性;进行体系评审时应依据评审信息来采取纠正措施或组织质量改进。

四、药品经营企业质量管理体系的内部评审与认证

新版GSP第八条规定:"企业应定期以及在质量体系关键要素发生重大变化时,组织开展内审。"第九条规定:"企业应当对内审的情况进行分析,依据分析结论制定相应的质量管理体系改进措施,不断提高质量控制水平,保证质量管理体系持续有效运行。"据此,企业应规范开展内部评审工作。药品经营企业开展质量体系内审的目的,是通过每年定期或者不定期地对其质量管理体系进行的质量汇总和回顾分析,确认其销售的药品质量稳定可靠程度以及现行质量体系的适用性,及时发现不良趋势,从而确定对质量控制过程进行改进的必要性以及改进的方法。企业进行内部评审的主要标准就是包括新版GSP及其实施细则在内的药品监管的法律法规。内部评审的具体内容如下。

(一)质量体系审核的目的和范围

根据《药品管理法》、新版GSP及其实施细则的要求,对药品经营企业质量管理体系的质量方针目标、组织机构、质量管理文件、人员配备、硬件条件以及质量活动状态进行审核,发现问题解决问题,持续改进,确保质量管理体系运行的适宜性、充分性和有效性。

(二)质量体系审核的项目

质量体系审核的项目的内容包括:①质量方针目标;②质量管理体系文件;③组织机构的设置;④人力资源的配置;⑤硬件设施、设备;⑥质量活动过程控制;⑦客户服务及外部环境评价。

(三)质量管理体系审核的职责分配

质量管理体系审核的职责分配详见表6-1。

表6-1　质量管理体系审核的职责分配

责任者	职责分配
质量管理部门	质量管理体系内审规程的起草、修订、审核、培训,组织企业实施质量管理体系回顾,并对执行情况进行监督;将批准的产品质量回顾总结报告的复印件分发至各相关部门
相关部门指定负责人	协助提供本部门质量回顾相关信息或文件,并保证其数据的真实性,必要时需要对本部门提供数据进行趋势分析
质量管理体系内审负责人	制订质量体系内审计划;整理收集的信息,对数据(事件)进行趋势分析,对异常数据(事件)重点分析,组织相关部门进行进一步讨论(必要时),起草质量体系内审报告
质量管理部门负责人	组织各部门负责人对质量管理体系内审总结报告进行审核,并确认结论的真实性和有效性,必要时需要协调制订行动计划
各相关部门	按照报告中制定的改进和预防性措施或其他再验证措施及完成时间,有效地完成工作

(四)质量管理体系审核的结果和处理

其主要内容包括:①质量管理体系审核应对存在的缺陷提出纠正与预防措施;②各部门根据评审结果落实改进与跟踪方案;③质量管理部门负责对纠正与预防措施的具体实施情况以及有效性进行跟踪检查。

(五)质量管理体系审核的过程和记录

质量管理体系的审核应当按照企业文件规范的格式记录,记录由质量管理部门负责归档,质量管理体系审核的具体操作应按照质量管理体系内部审核程序的规定执行。

在质量管理体系内部审核的进行过程中,相关部门负责人应对审核结果进行考核和分析总结,如果发现问题,需要提出相应预防和改正行动的建议,并明确预防和改正行动的行动计划、责任人及完成时间,并由质量部门负责跟踪改进行动的执行,必要时还应提供阶段性报告。评审的结果应当包括对质量管理体系和相关质量管理程序的改进措施、资源的重新配置方案等内容。

五、质量管理文件体系的建立

质量管理文件体系的构建是建立质量管理体系的关键。质量管理体系文件是药品经营企业内部的规范性文件,对企业内部具有普遍约束力,其宗旨在于保证企业管理法律法规在本企业贯彻实施,也是企业质量管理制度化、规范化、标准化的体现。因此,内容上的合法性与从属性和形式上的规范性,是质量管理文件的三个基本特征。

(一)质量管理文件体系建立的原则

1.合法性原则。做到与国家现行的法律、法规及行政规章一致。

2.实用性原则。应与药品的经营与企业质量管理的实际紧密结合。

3.先进性原则。应注意学习和借鉴外部的先进管理经验,注意先进性与实用性原则统一。

4.指令性原则。严格按文件的规定去做,活动的过程和结果应有记录(资料)证实。

5.系统性原则。编制的文件既要层次清晰、又要前后协调,各部门质量管理程序、职责应紧密衔接。

6.可操作性原则。质量管理体系文件必须具有可操作性,文件的所有规定都是实际工作中能够达到和实现的。

7.可检查性原则。质量管理体系文件对各部门、各环节的质量职责和工作要求应明确具体,质量活动的时限要求尽可能量化,以便于监督和检查、审核。

(二)质量管理文件的编码

1.系统性。统一编码、专人管理。

2.准确性(唯一性)。

3.准确性。

4.可追溯性。

5.相关一致性。一个文件命名新的修订码,相关文件也应变更。

(三)质量管理文件体系的内容

质量管理文件体系主要包括四大类:质量管理制度、管理标准、操作程序、质量记录。

1.质量管理制度。质量管理制度的内容包括质量管理体系文件管理制度、质量管理制度检查考核制度、质量体系内部评审制度、药品购进管理制度、药品检查验收管理制度、药品储存管理制度、药品陈列管理制度(药品零售企业）、药品养护管理制度、首营企业和首营品种审核制度、销售管理制度、药品处方管理制度、药品拆零管理制度、特殊管理药品管理制度、药品质量事故处理及报告制度、质量登记处信息管理制度、药品不良反应报告制度、卫生管理制度、人员健康管理制度、人员教育培训制度、服务质量管理制度、中药饮片经营管理制度、不合格药品的管理制度。

2.管理标准。管理标准的内容包括企业主要负责人岗位管理标准、企业质量负责人岗位管理标准、企业质量管理机构或质量管理机构负责人管理标准、药品购进人员岗位管理标准、质量管理员岗位管理标准、药品验收员岗位管理标准、药品保管员岗位管理标准、药品养护员岗位管理标准、营业员岗位管理标准。

3.操作程序。操作程序的内容包括质量体系文件管理程序、质量体系内部评审程序、药品购进程序、首营企业审核程序、首营品种审核程序、药品质量检查验收程序、药品养护程序、不合格药品管理程序、拆零药品程序。

4.质量记录。质量记录的内容包括文件编制申请批准表、文件分发记录、企业全员名册表、员工教育培训情况记录、员工健康情况登记表、企业设施设备一览表、首营企业审批表、首营药品审批表、药品购进记录、药品质量验收记录、药品质量复查通知单、不合格药品报损审批表、不合格药品登记表、报废药品销毁表、近效期药品催售表、温、湿度记录表、设施设备使用维修记录、处方调配销售记录、处方登记记录、药品拆零登记表、药品不良反应报告表、顾客意见及投诉受理表、顾客满意度征询表。

参考文献

[1]丁锦希.药品申报管理[M].北京:中国医药科技出版社,2019.

[2]胡颖廉.中国药品安全治理现代化[M].北京:中国医药科技出版社,2017.

[3]黄昆仑,车会莲.现代食品安全学[M].北京:科学出版社,2018.

[4]阮赞林.食品安全判例研究[M].上海:华东理工大学出版社,2019.

[5]孙长颢.营养与食品卫生学[M].北京:人民卫生出版社,2017.

[6]汪东风,徐莹.食品质量与安全检测技术[M].北京:中国轻工业出版社,2018.

[7]王德国.食品质量检测[M].北京:科学出版社,2017.

[8]吴少祯,喻国明.中国食品药品安全舆情年度报告2017[M].北京:中国医药科技出版社,2017.

[9]胥义,王欣,曹慧.食品安全管理及信息化实践[M].上海:华东理工大学出版社,2017.

[10]徐景和.食品安全治理创新研究[M].上海:华东理工大学出版社,2017.

[11]叶磊,谢辉.微生物检测技术[M].北京:化学工业出版社,2016.

[12]张震,宋桂成,张佩英.食品药品监管信息化工程概论[M].成都:电子科技大学出版社,2018.

[13]赵子剑,罗正红,吴镁春,等.食品与药品检验实验与指导[M].重庆:重庆大学出版社,2016.

[14]中国食品药品检定研究院.中国食品药品检验检测技术系列丛书食品检验操作技术规范微生物检验[M].北京:中国医药科技出版社,2019.